Sensorische Aktivierung

Lore Wehner
Ylva Schwinghammer

Sensorische Aktivierung

Ein ganzheitliches Förderkonzept für hochbetagte und demenziell beeinträchtigte Menschen

2. Auflage

Mit zahlreichen Abbildungen und Tabellen, die Bildnachweise sind am Buchende angeführt

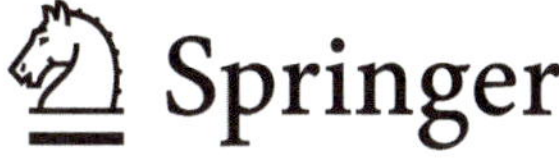

Lore Wehner
Wien, Österreich

Ylva Schwinghammer
Nestelbach, Österreich

ISBN 978-3-662-49798-2 978-3-662-49799-9 (eBook)
DOI 10.1007/978-3-662-49799-9

Die Deutsche Nationalbibliothek verzeichnet diese Publikation in der Deutschen Nationalbibliografie; detaillierte bibliografische Daten sind im Internet über http://dnb.d-nb.de abrufbar.

Springer

Umschlaggestaltung: deblik Berlin
Fotonachweis Umschlag: © Cathrina Stukhard

Gedruckt auf säurefreiem und chlorfrei gebleichtem Papier

Springer ist Teil von Springer Nature
Die eingetragene Gesellschaft ist Springer-Verlag GmbH Deutschland
Die Anschrift der Gesellschaft ist: Heidelberger Platz 3, 14197 Berlin, Germany

In unserem Dorf sind die Alten die Weisen.
Sie leben in der Mitte unseres Dorfes.
Wenn wir Rat und Hilfe benötigen, dann fragen wir sie darum.
Sie versorgen unsere Kinder, geben ihnen unsere Werte und Rituale weiter, begleiten uns ein Stück ihres Lebens.
Verstirbt ein alter Weiser aus unserer Mitte, dann tanzen wir, dann lachen wir, dann weinen wir, dann feiern wir ein Fest.
Und jemand anderer aus unserem Kreis kann nun diesen besonderen Platz in unserer Mitte einnehmen.

(Unbekannter Autor, adaptiert von Lore Wehner)

Vorwort zur 2. Auflage

Vor nun über acht Jahren wurde die Erstauflage meines Buches Sensorische Aktivierung veröffentlicht: Eine lange und doch für Aktivierung in Österreich vergleichsweise kurze Zeit.

Vor acht Jahren war Aktivierung noch relativ unbekannt. Sehr oft wurde ich gefragt: »Was ist denn das?«, »Wozu braucht man das?« Oder: »Das kennen wir schon«, »Das macht bei uns das Pflegepersonal mit« usw.

Diese Aussagen höre ich mittlerweile selten. Aktivierung, zumindest der Begriff, ist den meisten Berufsgruppen in geriatrischen Bereichen bekannt.

Doch in der Realität erlebe ich qualitativ hochwertige, ganzheitliche und personenzentrierte Aktivierung hochaltriger Menschen oder Menschen mit demenzieller Beeinträchtigung noch immer selten. Vielerorts ist immer noch Animation im klassischen Sinne beobachtbar, weit weg vom Ziel, Ressourcen des Menschen zu erhalten, um weiterhin ein selbstbestimmtes, sinnvolles Leben im Alter führen zu können.

Im Mittelpunkt der Mensch, wird in geriatrischen Einrichtungen als Leitbild genannt, doch nur selten gelebt.

Was ist und kann Aktivierung:

Aktivierung ist ein in Schwung bringen von Körper, Geist und Seele des Menschen über alle Sinne und Systeme. Aktivierung kann Menschen erreichen, bewegen, zum Tun anregen, berühren, motivieren, Lebensfreude schenken, sinnvolles Tun ermöglichen, Orientierung geben, Beziehungen aufbauen und stärken u. v. m.

Aktivierung kennt vielfältige und abwechslungsreiche Methoden und orientiert sich an der Biografie, den Ressourcen, Wünschen und Bedürfnissen des Menschen.

Meine Visionen für die nächsten acht Jahre:

Es wäre schön, wenn es in acht Jahren Aktivierungsfachpersonal in Österreich mit der gleichen Selbstverständlichkeit wie in der Schweiz geben wird. Es wäre wünschenswert, dass sich mein Modell für Aktivierungstrainer/innen als eigenständiges Berufsbild etabliert und in keinen geriatrischen Einrichtungen, egal ob stationär oder mobil, mehr wegzudenken sein wird.

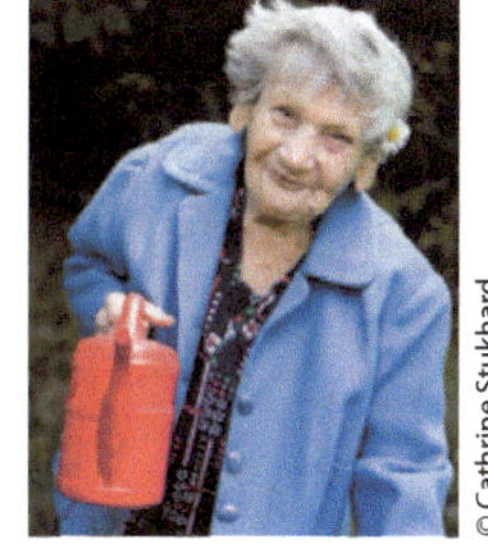

Wer verändern möchte, muss beginnen einen neuen, menschlicheren und achtsameren Weg zu gehen.

Lore Wehner

St. Marein, im Juli 2016

Danksagung

Meinen Kindern Melanie und Alina gehört mein ganz besonderer Dank, durch sie habe ich gelernt, die Welt mit allen Sinnen wahrzunehmen, mit allen Sinnen zu leben, Danke, mein Sonnenschein, meine Mohnblume, für eure liebevolle, geduldige und sonnige Begleitung.

Ein wichtiger und motivierender Begleiter war Oskar Haszonits. Danke für deine Motivation und das Vertrauen, das du in mich gesetzt hast.

Mein Freund Helmut Hinterleitner war meist Retter in der Not. Probleme mit abgestürzten Computern, Ratlosigkeit und Ärger sind durch deine unendliche Ruhe schnell verflogen. Danke für deine Rettungsaktionen in technischen und menschlichen Bereichen, die es möglich gemacht haben, dass mein Buch fertiggestellt werden konnte.

Durch die Unterstützung von unserem »Opa« Hans Wehner konnte ich mir immer wieder Freiraum schaffen, um an meinem Buch weiterzuarbeiten. Danke dir für deine liebevolle Begleitung von Melanie und Alina in einer sehr bewegten Zeit.

Vieles konnte ich tun, ausprobieren, da mich eine ganz besondere Mentorin ein Stück meines Weges begleitet und unterstützt hat, mir gezeigt hat, dass Freiraum Flügel verleihen kann. Danke für die Unterstützung meiner Ideen, Visionen und Träume, danke, Frau Letitzki (Haus St. Barbara, Caritas Wien).

Alexandra Troch, Stationsleitung im Haus St. Barbara, mittlerweile Wegbegleiterin und Freundin, war in der Umsetzung des Projektes »Montessori für Senioren« eine tatkräftige, spontane und kreative Partnerin. Gemeinsam haben wir so manchen Berg überwunden, danke dir, ich habe sehr vieles von und mit dir gelernt.

Bedanken möchte ich mich bei Cathrine Stukhard, Fotografin der wunderschönen Bilder in meinem Buch, die mich auf meinem Weg begleiten, und bei Gabriele Tupy für ihre wertvolle Unterstützung.

Ganz besonderer Dank gilt Maria Kerber, die sowohl ihren Aktivierungswochenplan, als auch ihre Stundenbilder zur Veröffentlichung zur Verfügung gestellt hat.

Danken möchte ich meiner Lektorin Ylva Schwinghammer, die mich bei der Erstauflage mit ihrem Wissen, ihrer Erfahrung und Kompetenz wunderbar unterstützt hat.

Ein Dankeschön von Herzen gebührt Stephanie Mörz, die als Lektorin die Überarbeitung und Zweitauflage mit viel Liebe, Ruhe und Geduld begleitet hat.

Zu guter Letzt möchte ich meinem Lebenspartner Josef danken. Durch deine liebevolle und motivierende Unterstützung war die Überarbeitung der Erstauflage möglich.

Lore Wehner

Autorinnen

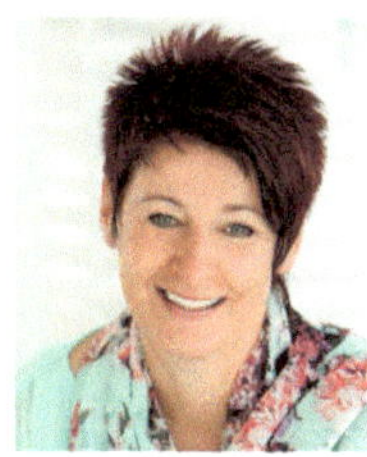

Lore Wehner, M.A.

- geboren 1964 in Anger (Steiermark)
- Autorin, Geragogin, Mediatorin, Moderatorin, systemischer Coach und Beraterin, Business- und Managementcoach, Pädagogin, Supervisorin, Unternehmensberaterin.
- seit 2006 Leitung des Instituts ilw – Bildung, Beratung und Entwicklung für Generationen
- lebt heute in Wien und Graz, trägt vor und veranstaltet Vorträge, Seminare, Workshops und Lehrgänge in Österreich, Deutschland, der Schweiz und Tschechien.
- Autorin der Bücher Sensorische Aktivierung, Kreatives Konfliktmanagement, Methoden und Praxisbuch der Sensorischen Aktivierung, Empathische Trauerarbeit (alle Bücher erschienen bei Springer Wien/Heidelberg)
- Konzeption der Lehrgänge: zum/zur Dipl. Aktivierungstrainer/in, zum/zur Ganzheitlichen Demenztrainer/in, zum/zur Aktivierungsassistent/in
- Konzeption des Aktivierungs- und Pflegekonzeptes ESAP – Empathische, sensorische Aktivierung und Pflege nach Lore Wehner
- Kontakt: info@lorewehner.at

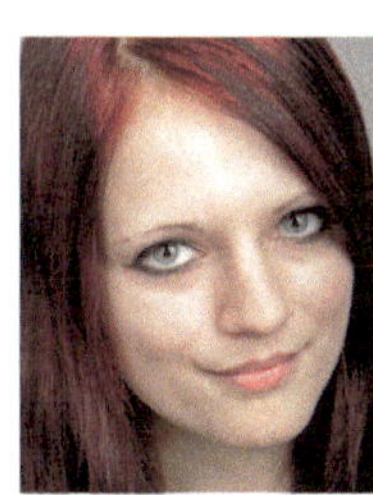

Ylva Schwinghammer, Mag. phil. Dr. phil.

- geboren 1984 in Graz
- Germanistikstudium an der Karl Franzens Universität, Wien
- seit 2007 freiberufliche Autorin, Lektorin, Texterin
- lebt heute in Nestelbach bei Graz
- Kontakt: ylva.schwinghammer@uni-graz.at

Inhaltsverzeichnis

I Theorie

Theorie

Einleitung

Lore Wehner, Ylva Schwinghammer

Die Original-Version dieses Kapitels wurde korrigiert.
Ein Erratum finden Sie unter DOI 10.1007/978-3-662-49799-9_11

L. Wehner, Y. Schwinghammer, *Sensorische Aktivierung*,
DOI 10.1007/978-3-662-49799-9_1, © Springer-Verlag GmbH Deutschland 2017

1.1 Begriffsdefinition

Der Begriff **Sensorik** kommt von »sensorisch«, »sensible Wahrnehmung«. Im deutschen Sprachgebrauch steht Sensorik vor allem für Geruchs- und Geschmackssinn verwendet. Sensorik ist Sammelbegriff für die Gesamtheit der Sinnesorgane eines Lebewesens.

Der Begriff **Aktivierung** kommt von aktivieren, etwas in Gang, Schwung bringen, zu einer (verstärkten) Tätigkeit bewegen, die Wirkung von etwas verstärken, etwas wirksam machen, einer Sache zu größerer Wirksamkeit verhelfen.

Sensorische Aktivierung kann also als ein »In-Bewegung-setzen« unter Einbeziehung aller Sinnesorgane verstanden werden. Ein motorisches, kognitives, verbales, ganzheitliches »Wirksam- bzw. Tätigwerden« ist das positive Resultat einer sensorischen Aktivierung (◘ Abb. 1.1).

Durch den Einsatz der sensorischen Aktivierung gelangen Reize über die Sinnesorgane und das Nervensystem zum Gehirn. Dort werden sie geordnet, verglichen, gespeichert und mit bereits vorhandenen Informationen verbunden.

Gerade bei Menschen mit demenzieller Beeinträchtigung ist der Einsatz der sensorischen Aktivierung eine neue Möglichkeit, um Ressourcen zu erkennen, hervorzuholen und sie zu nützen. Dabei werden noch vorhandene, aber meist brachliegende Fähigkeiten gestärkt, Alltagskompetenzen trainiert, Worte, Geschichten, Bilder und emotionale Eindrücke wieder abrufbar gemacht, wodurch wiederum die Wortfindung angeregt wird. Der demenziell veränderte Mensch hat so (wieder) die Möglichkeit zur Kommunikation – einer ganzheitlichen Kommunikation über alle Sinne und Systeme. Durch das Training der Kommunikationsfähigkeiten bleiben soziale Kompetenzen und Kontakte erhalten. Das »Tätigwerden« bedeutet Lebensqualität, Lebenssinn, Lebensfreude u.v.m.

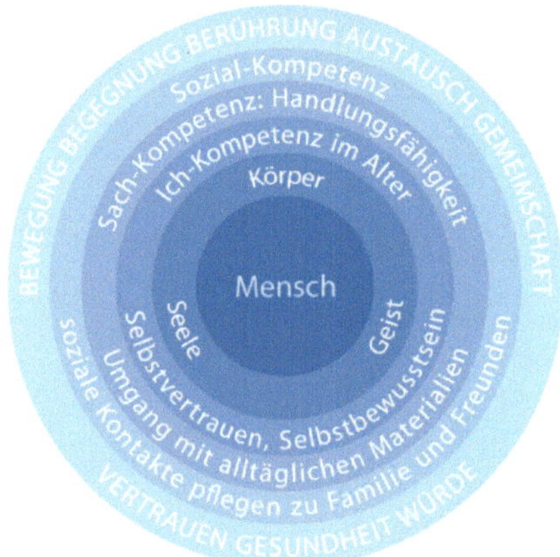

◘ **Abb. 1.1** Der psychomotorische Entwicklungskreis beschreibt das holistische Menschenbild – genau das, was in der Pflege und Aktivierung von großer Bedeutung ist: die Einheit von Körper, Geist und Seele. (Lore Wehner)

1.2 Förderziele

Zu einer professionellen, geplanten und kompetent durchgeführten Aktivierungseinheit gehört auch das Wissen um die hinter der jeweiligen Aktivierungsmethode liegenden Ziele. Um abwertenden Aussage wie »Die spielen ja nur den ganzen Tag« entgegenwirken zu können, ist es wichtig, den Kollegen, Vorgesetzten, Angehörigen und auch den Bewohnern und Tagesgästen das Ziel unseres Tuns in der Aktivierung zu vermitteln.

Wer weiß was, wie, womit und warum man unterschiedliche Aktivierungsangebote und Aktivierungsmaßnahmen plant, kann auch andere überzeugen und begeistern, kann sie ins Boot der Aktivierung holen.

Transparenz, offene Kommunikation und Öffentlichkeitsarbeit kann für mehr Verständnis, Annahme und Respekt unserer Arbeit gegenüber bewirken.

Aktivieren kann eben nicht »jeder«. Fundierte Aus-, Fort- und Weiterbildungen sind notwendig, um professionell und kompetent in der Aktivierung planen und agieren zu können.

Jede Methode hat in sich ganz spezielle Ziele, welche unter den »Hauptzielen« definiert werden können (siehe Tab. 1.1). Neben zu der auf die gewählte Methode abgestimmten Hauptziele existieren auch Nebenziele, die fast jeder Methode zugeordnet werden können.

Tab. 1.1 Planungsschema Förderziele

Ziele z. B. der Motogeragogik	
Hauptziele	
Nebenziele	

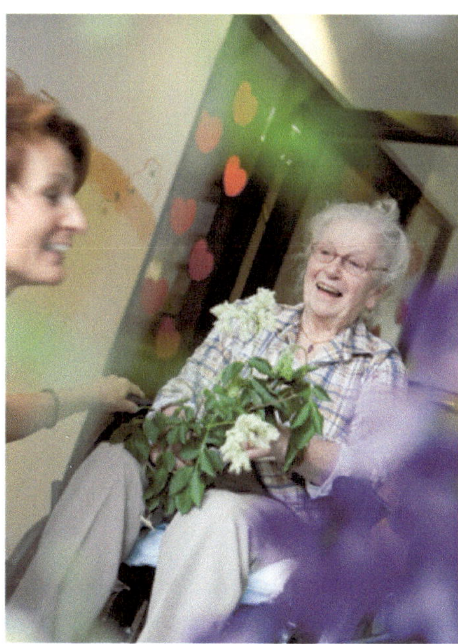

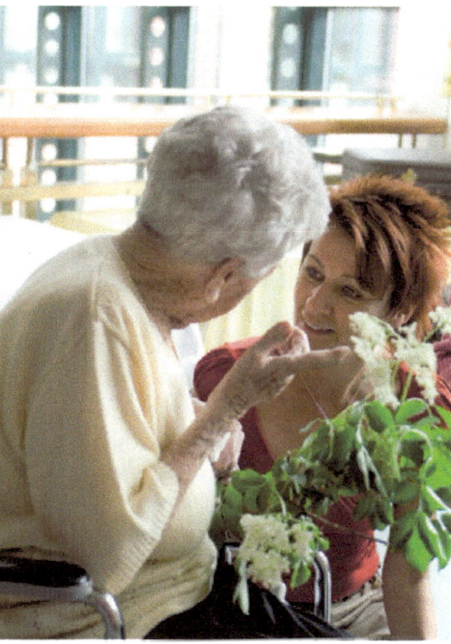

Übersicht möglicher Ziele in der Aktivierung

- Aktivieren des Bewegungsapparates
- (Bewusstes) Wahrnehmen der Natur
- Natur- und Umweltbegegnungen
- Wahrnehmen des Wärme-/Kälteempfindens (drinnen – draußen, Wahl der entsprechenden Kleidung)
- Orientierung drinnen – draußen
- Orientierung im Jahreskreis
- Gegenwartsbezug herstellen/vor Augen führen
- Kalenderarbeit – Orientierungshilfen schaffen
- Förderung der Grob- und Feinmotorik
- Adäquates Verhalten im Straßenverkehr
- Taktile, visuelle, olfaktorische, auditive, stereognostische und gustatorische Aktivierung
- Erinnerungsarbeit und Training des Gedächtnisses
- Abrufen von Wissensinhalten aus dem Langzeitgedächtnis
- Selbstbestimmung im Alter
- Erweiterung des sozialen Umfeldes
- Förderung der Kommunikation und des aktiven Zuhörens
- Förderung der Kommunikationsfähigkeit
- Förderung/Schaffung von Kommunikationsmöglichkeit
- Förderung der verbalen und nonverbalen Ausdrucksfähigkeit
- Förderung des Sprachvermögens und der Wortfindung
- Wortschatzerweiterung
- Training der Alltagskompetenz
- Auge-Hand-Koordination
- Arbeiten in der Körpermitte
- Arbeiten mit Überkreuzen der Körpermitte (»in die Waage bringen«)
- Arbeiten mit der dominanten Hand
- Inaktive Körperhälfte in die Mitte bringen
- Handgeschicklichkeit
- Konzentration und Aufmerksamkeit
- Ausdauer und Entspannung
- Geschicklichkeit/Muskeltraining/Kraftdosierung
- Lustvolle Bewegungsangebote schaffen
- Beckenbodentraining/Muskeltraining
- Förderung der Durchblutung
- Energiearbeit
- Neugierde/Interesse wecken
- Integration in die Gruppe (soziale Integration)
- Integration beider Körperhälften
- Gehirnaktivität aktivieren/trainieren
- Förderung der Ich-, Sach-, und Sozialkompetenz
- Soziale Kontakte wiederherstellen/aufrechterhalten
- Förderung des Wir-Gefühls
- Möglichkeit zur sozialen Integration schaffen
- Stärkung des Mann-/Frau-Bildes
- Aktive Angehörigenarbeit

- Beziehung herstellen/fördern/unterstützen
- Akzeptanz des Rollenbildes
- Pflegende Angehörige stärken/beraten/betreuen
- Aktivierung des Familienprozesses
- Stärkung des Familiensinnes
- Aktivierung der Lebensfreude
- Lebenslust wecken
- Bedürfnis- und Wunscherfüllung
- Steigerung des Wohlbefindens
- Spirituelles Wohlbefinden (Gebetsrunden, Meditation)
- Schutz und Geborgenheit geben/schaffen/vermitteln
- Schaffung von sinnvollen Tätigkeiten
- Konfliktlösungen anbieten/Konfliktbewältigung
- Eigenaktivität fordern/fördern
- Eigenmotivation unterstützen
- Steigerung der Lebensqualität
- Förderung der Kooperationsbereitschaft
- Physische und psychische Gesundheitsförderung
- Gesundheitsförderung allgemein
- Training des vestibulären Systems
- Training/Förderung der Fein- und Grobmotorik
- Vorbereitete Umgebung schaffen
- Förderung der Aktivitätsbereitschaft
- Aktivitätsfördernde Angebote/Umgebung
- Bedürfnisorientierte Beschäftigungsangebote
- Sinnvoller Tagesablauf
- Aktivitäten des täglichen Lebens
- Förderung der Eigeninitiative
- Förderung des Gesundheitsbewusstseins
- Aktivierung der Eigenverantwortung
- Steigerung des Selbstwertgefühls
- Förderung der Körperwahrnehmung (basale Stimulation)
- Angebote zur Wissenserweiterung/Wissensvermittlung (»Lernen im Alter«)
- Schaffung von Orientierungshilfen
- Denkprozesse aktivieren
- Trauerarbeit
- Vertrauen aufbauen/stärken
- Möglichkeit zum Aggressionsabbau schaffen
- Sicherheit schaffen
- Schaffen einer beruhigenden Umgebung
- Zur Ruhe kommen
- Möglichkeit zum Ausleben des Bewegungsdranges/Bewegungsantriebes schaffen
- Musikalische Aktivierung
- Stärkung des Selbstvertrauens
- Bestätigung/Stärkung des Selbstbildes
- Positive Erfahrungen ermöglichen
- Ganzheitlichkeit (Körper, Geist, Seele)

Biografiearbeit – Grundlage der Aktivierung

Lore Wehner, Ylva Schwinghammer

L. Wehner, Y. Schwinghammer, *Sensorische Aktivierung*,
DOI 10.1007/978-3-662-49799-9_2, © Springer-Verlag GmbH Deutschland 2017

Grundlage jeglicher Arbeit im Bereich der psychosozialen Betreuung, Aktivierung und Förderung ist eine lebendige, als Entwicklungsprozess gesehene und von allen Berufsgruppen gemeinsam getragene Biografiearbeit. Darunter fällt die personenzentrierte und bedürfnisorientierte biografische Aktivierung, die unerlässlich ist. Erst damit können wir als Aktivierungsfachpersonal Hauptziele und Nebenziele definieren und davon Pflege-, Förder- und Aktivierungsmaßnahmen ableiten.

Biografiearbeit in der Aktivierung hat mit der klassischen, oft zwanghaft mittels »Biografiebögen« durchgeführten, Biografiearbeit wenig zu tun. Personenzentrierte und bedürfnisorientierte Biografiearbeit in der Aktivierung kennt viele Methoden und Techniken. Die Arbeit mit den Biografiebögen ist eine davon, doch keine bevorzugte, da mit dieser Art der »Befragung« oft eine erzwungene und für alle Beteiligten unangenehme Situation entsteht.

Vehement eingeforderte, zu früh angesetzte oder zu intensive Biografiearbeit kann neben Überforderung auch Rückzug, Trauer oder Depression auslösen.

Es genügt nicht, zwanghafte Biografiegespräche bei Einzug in ein Alten- oder Pflegeheim zu führen und danach erhobene Fakten aus der Lebensgeschichte einzuordnen und zu vergessen. Gewissenhafte Pflege und Aktivierung benötigen Wissen um die Lebensgeschichte des Menschen. Dies macht personenzentriertes und bedürfnisorientiertes Arbeiten in Pflege und Aktivierung erst möglich.

Biografiearbeit in der Aktivierung ist darüber hinaus ein lebendiger Prozess. Das Wissen über die Vergangenheit, Gegenwart und Erwartungen des Menschen wird stetig erweitert und ergänzt.

Das Wissen um die Biografie eines Menschen bewirkt beim Gegenüber Verständnis für sein Verhalten, seine Handlungen, seine Gefühle und sein Agieren im Hier und Jetzt, in der geriatrischen Einrichtung, der Wohngemeinschaft, dem Alten- oder Pflegeheim aber auch in der vertrauten Umgebung zu Hause.

2.1 Bedeutung der Biografiearbeit in der Eingewöhnungsphase

Es ist zu bedenken, dass sich Menschen bei Einzug in ein Alten- oder Pflegeheim in einer Ausnahmesituation befinden. In jener Eingewöhnungsphase ist Achtsamkeit in Bezug auf die Biografiearbeit besonders gefragt. Je achtsamer und bewusster diese Phase begleitet wird, umso eher gelingt es dem neuen Bewohner, sich an die fremde Umgebung zu gewöhnen. In der Eingewöhnungszeit werden die Weichen für Integration in das neue System, oder Isolation und Rückzug bis hin zur Aufgabe und Depression gestellt.

Gerade beim Einzug stellt die Gruppenaktivierung für viele neue Bewohner oder Tagesgäste eine heillose Überforderung dar. In dieser so bedeutenden Zeit ist die tägliche Durchführung von Einzel- und Kurzaktivierung besonders wichtig, da die meisten Personen erst dann bereit sind, an einer Gruppenaktivierung teilzunehmen, wenn Vertrauen und Beziehung aufgebaut wurden.

2.1.1 Vier Phasen der Eingewöhnung

- **...ich bin**

… zurückgestellt auf mich selbst, alleine, verlassen, überfordert, ängstlich, unsicher, demotiviert, misstrauisch, traurig, einsam, im Rückzug, in der Beobachterrolle …

- **...ich kann**

... mich integrieren, neue Kontakte knüpfen, Kontakt zu Familie Freunden aufrechterhalten, teilhaben am Leben, mitgestalten, um Hilfe und Unterstützung bitten, der Umgebung, dem Personal vertrauen....

- **...ich brauche**

... Liebe, Akzeptanz, Anerkennung, Zuwendung, Unterstützung, Zeit, Vertrauen, Bezugspersonen, Kommunikation und Austausch, Wertschätzung

- **...ich will**

... Kontakt zu anderen, zur Familie, Teil der Gemeinschaft sein, selbst über mein Leben bestimmen, Beziehungen aufrecht erhalten und aufbauen, Beziehungen gestalten können, angenommen werden, akzeptiert werden, will etwas Sinnvolles tun, will nützlich sein, meinen Beitrag leisten, gewürdigt werden, mein Wissen, meine Erfahrung weitergeben können, gebraucht werden ...

2.1.2 Biografiearbeit als Gefühlsarbeit

Biografiearbeit ist immer auch Gefühlsarbeit. Der Mensch erzählt uns nicht nur seine Geschichte, er erlebt das Erzählte auch meist mit allen Emotionen nochmals mit.

Gefühle, die in der Biografiearbeit bei neuem Einzug ausbrechen oder ausgesprochen werden können sind meist:

- **Angst:**
  Was kommt auf mich zu? Was passiert mit meiner Wohnung, meinem Haus, meinem Garten? Werde ich Freunde finden? Werde ich dort sterben?
- **Zweifel:**
  Ist dieser Weg der einzig mögliche? Ist diese Entscheidung die richtige? Gibt es ein Zurück?
- **Sorgen:**
  Wie geht es meiner Familie, Freunden, Kindern, Tieren? Wer bezahlt für mich? Habe ich genug Geld?
- **Trauer:**
  Gewohntes muss losgelassen werden. Von Umfeld, Wohnung, Haus, gewohntem sozialen Netzwerk und vom gewohnten Leben wird Abschied genommen. Es vergrößert sich auch oft die Distanz zur Familie.
- **Freude:**
  Werden Ängste, Zweifel, Sorgen und Trauer anerkannt, dann kann auch die Freude wieder Einzug halten. Freude über den neuen Lebensbereich, die neuen Kontakte, neue Beziehungen, neue Angebote, neue Möglichkeiten u. v. m.

Praxistipp

Ich empfehle aktive Gefühlsarbeit in der Aktivierung zu leben! Sprechen Sie ganz besonders in der Eingewöhnungsphase Gefühle an und aus. Dies kann den Bewohnern helfen, die neue, herausfordernde Situation zu meistern.

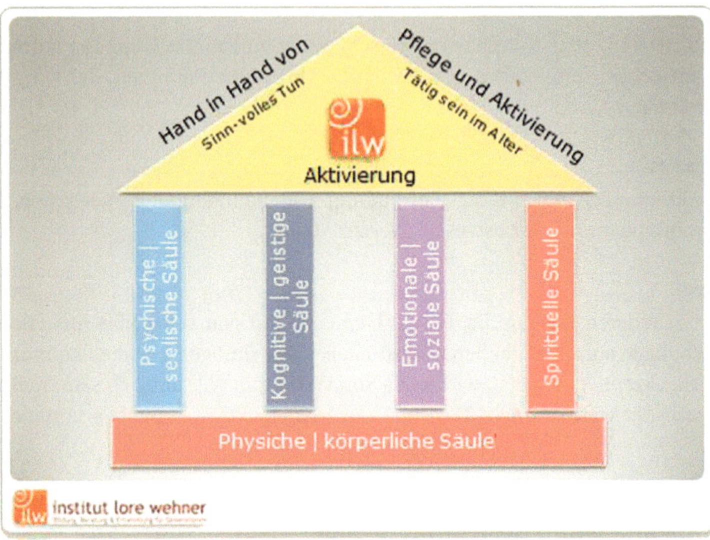

■ **Abb. 2.1** Aktivierungshaus (Lore Wehner)

Nach der Eingewöhnungszeit kann auch eine biografische Gruppenaktivierung dabei helfen, über Gefühle, Ängste und Sorgen zu sprechen. Gerade der Austausch mit anderen, die Anteilnahme oder das Einfühlungsvermögen kann das Gefühl von »Wir haben etwas gemeinsam!« auslösen. Gemeinsamkeiten schaffen Verbindung und bauen Beziehung auf.

2.1.3 Säulen der Aktivierung

Das hier abgebildete **Aktivierungshaus** (■ Abb. 2.1) soll die Grundlage für Zielplanung und Fördermaßnahmen sein. Einige Bereiche werden davon allerdings nicht abgedeckt – insbesondere wenn es um Aktivierung, Förderung und psychosoziale Begleitung von Menschen mit erhöhtem Förderbedarf oder einer demenziellen Beeinträchtigung geht.

Ein Beispiel für einen Förder- und Maßnahmenplan ist in ■ Tab. 2.1 dargestellt.

2.1.4 Ziele der Biografiearbeit

Ziele bei Demenz und Ziele für Aktivierungsfachpersonen stellen ■ Tab. 2.2 und ■ Tab. 2.3 dar.

Zur beruflichen Professionalität einer Aktivierungsfachperson gehört das Wissen um den Sinn und das Warum hinter den unterschiedlichsten Aktivierungsangeboten. Personenzentriert zu arbeiten bedeutet einen individuellen, abwechslungsreichen und auf den Bewohner abgestimmten Maßnahmenplan für Aktivierung und Förderung zu erstellen.

Tab. 2.1 Beispiel für einen Förder- und Maßnahmenplan

Name: **Zeitraum:**		**Maßnahmen/Methoden**
	Physische Säule **Ziele:** für regelmäßige und tägliche Bewegung in frischer Luft sorgen; tägliche Morgengymnastik beibehalten	Morgengymnastik; Gymnastikrunde; Schwimmbad; psychomotorische Bewegungsrunde; Motogeragogik; Ehrenamt-Spaziergänge
	Psychische Säule **Ziele:** Für Entspannung sorgen; ermöglichen, dass Lebensthemen ausgedrückt und mitgeteilt werden können; täglichen Mittagschlaf möglich machen.	Biografiegespräche in Einzelarbeit; Erzählcafé in Gruppenaktivierung; für den geliebten Mittagsschlaf sorgen
	Kognitive Säule **Ziele:** Langzeit- und Kurzzeitgedächtnis trainieren; Umgang mit Geld erhalten, trainieren.	Sensorisches Gedächtnistraining in Einzel- und Gruppenaktivierung; Einladung zum Diavortrag »Kenia«; Intergenerative Begegnungen mit Schulkindern ermöglichen; »Generationencafé«, Tageszeitungen und Fachzeitschriften zur Verfügung stellen; Einkauf ermöglichen
	Emotionale Säule **Ziele:** Ermöglichen, dass Gefühle ausgedrückt und mitgeteilt werden können; ermöglichen, dass Trauer anerkannt und zugelassen werden, Möglichkeiten der Gefühlsarbeit anbieten	Biografische Einzelgespräche; aktive Gefühlsarbeit; Einladung in die Kreativgruppe – »Emotionsbilder«
	Soziale Säule **Ziele:** Kontakt zu anderen Bewohnern aufbauen; zur Gruppenaktivierung einladen; Vertrauen aufbauen; Eingewöhnungszeit gestalten; Kontakt zur Familie und zum Freundeskreis aufrecht erhalten	Einladen zum gemeinsamen Bewohner-Frühstück im Café; Kontakt mit anderen Bewohnern ermöglichen, welche gleichen Beruf ausgeübt haben, oder aus dem gleichen Bezirk kommen; Einkauf im Supermarkt
	Spirituelle Säule **Ziele:** Religiöse Symbole im Lebensbereich anbringen; gemeinsam den interkulturellen spirituellen Raum besuchen; Rituale bewahren; Sicherheit und Halt vermitteln	Biografische Einzelgespräche führen, danach Lebensraumgestaltung gemeinsam mit der Familie durchführen: Wohlfühlraum schaffen; Ritualarbeit; Einladung den interkulturellen spirituellen Raum oder die Kapelle zu besuchen, an der Messe teilzunehmen
Ressourcen	Ressourcen, Interessen: Ressource: Kreativität	Stammbaum oder Erinnerungsalbum mit Bewohner herstellen, bei der Lebensraumgestaltung öffentlich und private Bereiche mit einbeziehen
Bedürfnisse	1. Bedürfnis: Mitteilungsbedürfnis. Austausch und Kommunikation anregen	Durch gemeinsames Betrachten des Fotoalbums Kommunikation fördern Zum Erzählcafé einladen Einzelaktivierung: biografische Gespräche im Lebensbereich führen; evtl. biografische Gespräche in der Gruppe

Tab. 2.1 (Fortsetzung)

Name: Zeitraum:		Maßnahmen/Methoden
Bedürfnisse	2. Bedürfnis: Ruhebedürfnis. Rückzug ermöglichen, Rituale bewahren	Einzelzimmer
	3. Bedürfnis: Versorgen. Verantwortung für die Kleintiere auf der Station nach der Eingewöhnungsphase auf Bewohner übertragen	Hasen und Hamster täglich betreuen lassen
Rituale	Beibehalten der gewohnten Rituale und Alltagshandlungen ermöglichen (Biografiearbeit zum Thema Rituale) Koordination mit dem Pflegeteam; Familie mit einbeziehen; mit der Familie abstimmen	Morgengymnastik Mittagsschlaf Nachmittagsspaziergang Nachmittagsjause mit der Familie Abends Fernsehen oder Kartenspiele
Nebenziele	Austausch und Kommunikation anregen Gemeinsamkeiten finden Förderung der verbalen und nonverbalen Ausdrucksfähigkeit Lebensgeschichte mitteilen können Gefühl des Gebrauchtwerdens vermitteln Wir-Bewusstsein der Gruppe stärken Generationenverbindende Ereignisse bewusst machen Ressourcen erkennen und fördern Förderung der Handlungskompetenz Stärkung der Resilienzfähigkeit Förderung des Kohärenzgefühls Partizipation bewirken	

2.2 Biografisches Arbeiten in der Praxis

> » Eine wichtige Funktion der Biografiearbeit besteht darin, Menschen bei der Entwicklung der Identität und der Integration von Erfahrungen in das eingene Lebens- und Selbstkonzept zu unterstützen. (Hölzle 2011, S. 35)

Biografische Aktivierung hat zum Ziel, biografisch erworbene Ressourcen bewusst und nutzbar zu machen.

2.2.1 Aktivierungsbaum nach Lore Wehner

Ähnlich wie beim Eisbergmodell (▶ Abschn. 2.4) wird auch beim Aktivierungsbaum bewusst, dass wesentliche Dinge oder Bereiche, welche für ein aktives, selbstbestimmtes Altern ausschlaggebend sind, sozusagen unsichtbar sind bzw. unter der Erde verborgen liegen. Im Alter oder bei Demenz gewinnen diese im unsichtbaren Bereich liegenden Punkte enorm an Bedeutung. Sie wollen an die Oberfläche, wollen gewürdigt und beachtet werden.

Tab. 2.2 Ziele bei Demenz

Demenzeinschätzung nach Reisberg	1 O…2 O…3 O…4 O…5 O…6 O…7 O
Ziel 1	**Räumliche Orientierung** (persönlicher Lebensraum)
Ziel 2	**Zeitliche Orientierung** (Tagesstruktur, Jahreszeit)
Ziel 3	**Personenbezogene Orientierung** (Bezugsperson; Klarheit über Hauptzuständigkeit; das Wissen über diese Person; Wissen über Familie; Wissen über Bezugsperson in der Einrichtung)
Ziel 4	**Bedeutende Rituale, Abläufe** (Alltagsrituale- und Alltagshandlungen aufrecht erhalten)
Ziel 5	**Alltagskompetenztraining** (vorhandene Ressourcen täglich trainieren)
Ziel 6	**Mobilitätstraining** (für ausreichende und tägliche Bewegung sorgen)
Ziel 7:	**Orientierungstraining** (öffentlicher Lebensraum; Klarheit wie und womit Orientierung ermöglicht werden kann)
Ziel 8	**Angehörige und Familie** (Was können Angehörige und Familie zum Wohlbefinden beitragen und was brauchen diese von uns?)
Ziel 9	**Gruppenaktivierung**
Ziel 10	**Einzelaktivierung**
Ziel 11	**Körperfunktionstraining** (nur für Pflege, z. B. Toilettentraining)
Ziel 12	**Ernährung** (nur für Pflege, z. B. Fingerfood und spezielle Ernährungsangebote für den Bewohner)
Ziel 13	**Medikamentenübersicht** (auch für Aktivierungsfachperson von Bedeutung, da Wissen um Nebenwirkungen für die Aktivierung von Bedeutung ist. Medikamentengabe ist Auftrag der Pflege!)

Tab. 2.3 Ziele für Aktivierungsfachpersonen

Persönliche Ziele für Aktivierungsfachpersonen	Maßnahmen
Vertrauen aufbauen: Dies bewirkt ein achtsames und entspanntes Miteinander von Bewohner und Aktivierungsfachperson Zur Ruhe kommen, entspannen können Neue biografische Informationen erhalten, um den Bewohner besser verstehen zu können Abwechslungsreiche Arbeit Prävention gegen Burnout und Überbelastung	Bezugspersonensystem einführen (jeder Bewohner hat eine Aktivierungsfachperson oder eine Pflegekraft als Bezugsperson an seiner Seite) Ruhige Sprache Regelmäßige Kontaktaufnahme zum Bewohner Einzelaktivierung; Unterstützung anbieten Regelmäßige Dokumentation neuer biografischer Daten Regelmäßiger interdisziplinärer Austausch mit allen Berufsgruppen Biografiedokumentation Fall- und Bewohnerbesprechung mindestens 1-mal pro Monat Laufende Fortbildung; Ausbildung

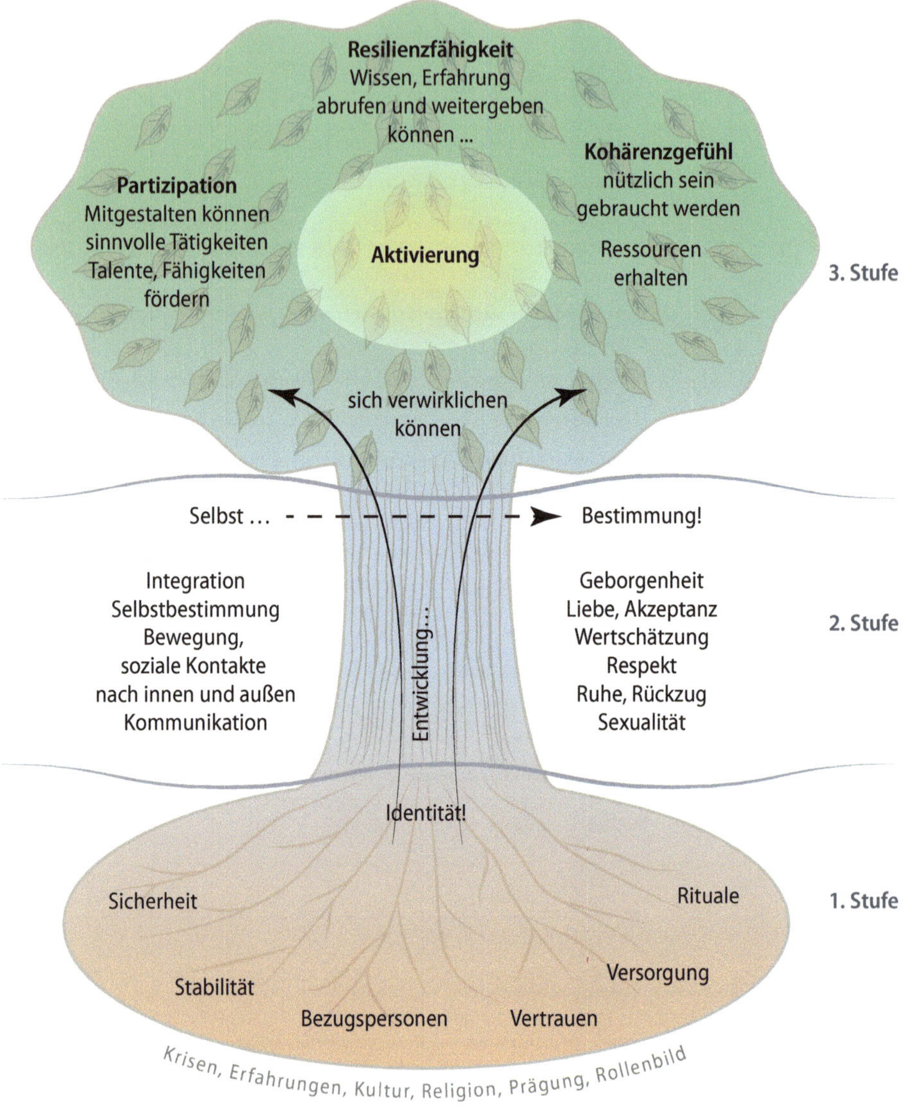

Abb. 2.2 Aktivierungsbaum (Lore Wehner)

Wir sehen bei der Pflege und Aktivierung der Menschen nur den oberen Bereich, sehen Handlungen, Reaktionen, Befindlichkeiten, nehmen Ängste und Sorgen wahr u. v. m. (Abb. 2.2). Durch personenzentrierte und bedürfnisorientierte Biografiearbeit können Handlungen, Reaktionen, Ängste und Sorgen des pflegebedürftigen Menschen »ans Tageslicht« gebracht werden, was

1. für den pflegebedürftigen Menschen eine Erleichterung sein kann und die Gefühle vermitteln kann: »Es versteht mich jemand«, »Es hört mir jemand zu«, »Es interessiert sich jemand wirklich für mich«

2. beim Pflege- und Aktivierungspersonal Verständnis, Annahme, Akzeptanz bewirken kann. So können Konflikte reduziert werden, ein »leichteres« Miteinander kann entstehen, geprägt von Achtsamkeit und Respekt.

2.2.2 Themen in der Biografiearbeit

Mögliche Themen für eine biografische Aktivierung:

- Kindheit
- Schulzeit
- Lehre, Beruf
- Liebe, Familie
- Reisen, Urlaub
- Wohnung
- Speisen und Getränke
- Zeitgeschichte
- Tiere
- Hobbys, Interessen
- Rituale, Brauchtum, Feste
- Vereine
- Träume, Visionen, Ziele
- und viele weitere

Traumatische Themen sollten beim biografischen Arbeiten mit Vorsicht behandelt werden. Themen wie Krieg oder Missbrauch können besprochen werden, doch sollten in diesem Falle Psychologen oder Psychotherapeuten hinzugezogen werden.

2.2.3 Materialien und Methoden in der Biografiearbeit

Medien und Materialien für eine biografische Aktivierung

- Bilder, Fotos, Zeitschriften, Bücher
- Liedertexte, Liederbücher, Musik-CDs, Musikinstrumente
- Gedichte, Märchen, Sagen, Sprüche, Schulhefte
- Naturmaterialien aller Art, evtl. themenbezogen wie z. B. Wald, Fluss, Bergwelten, Wiese
- Ton, Acrylfarben, Spachtelmasse, Holzplatten, Styropor, Malerwalzen
- Tiere, Tierfotos, Videos, Dokumentationen

Methoden aus dem Bereich der Sensorischen Aktivierung im Überblick

- Biografische Aktivierung
- Montessori für Senioren
- Motogeragogik
- Rhythmik und Musik, integrativer Tanz
- Klangschalenarbeit
- Trauerarbeit
- Validierende, bedürfnisorientierte Aktivierung
- Lebensraumgestaltung

- Feste im Jahreskreis
- Natur und Umweltgestaltung

Praxistipp

Nähere Beschreibungen zu Methoden der Aktivierung in Theorie und Praxis finden Sie im Buch *Methoden und Praxisbuch der Sensorischen Aktivierung* (Wehner 2014).

Weitere Methoden

- Impulstheater
- Tiergestützte Aktivierung

Therapeutische Angebote

- Musiktherapie
- Kunsttherapie
- Psychotherapie
- Gartentherapie
- Gesprächstherapie

Praxistipp

- Für jeden Bewohner eine »Schatzkiste des Lebens« anlegen (Biografiebox)
- Personenbezogene Biografiekarten selbst herstellen
- Biografiekisten zu verschiedensten Bereichen und Themen anlegen
- Memory-Fragetechnik erlernen und behutsam einsetzen

Memory-Fragen in der Aktivierung

Biografiearbeit braucht passende Kommunikationstools. Dabei hilft die Methode der Memory-Fragen. Memory-Fragen bewirken, dass das Gegenüber Lebenssituationen, Gefühle, Begebenheiten oder Ereignisse näher beschreibt. Mittels Memory-Fragen können Erfahrungen und Strategien abgerufen und Ressourcen bewusst gemacht werden.

Die Lebensgeschichte kann als **Ressourcenpool** genutzt werden:

> Die Erinnerung an die gelungene Bewältigung früherer Aufgaben und lebensgeschichtlicher Herausforderungen stärkt das Gefühl der Selbstwirksamkeit und stimuliert die Wahrnehmung von Potenzialen und Ressourcen, die dann auf aktuelle oder zukünftige Aufgaben und Herausforderungen übertragen werden können. Die Erinnerung an schöne, glückliche und gelungene Momente, Begegnungen und Situationen eignet sich für die Ressourcenaktivierung bei allen Alters- und Zielgruppen. (Hölzle 2011, S. 45)

Biografische Intelligenz

Erfahrungen aus unserer Lebensgeschichte bewirken, dass wir unsere sogenannte biografische Intelligenz erwerben und nützen können. Diese besondere Form der Intelligenz hilft uns dabei, aus den gemachten Erfahrungen zu lernen und erworbenes Wissen für die Lebens- und Gegenwartsbewältigung nützen zu können.

Der alte oder pflegebedürftige Mensch kann damit bis zu seinem Tod seine biografische Intelligenz für sich und seine Lebenssituationen nützen. Die Ausnahme bilden Personen mit demenzieller Beeinträchtigung.

2.3 Bedürfnisse, Rollen und Aufgaben

2.3.1 Bedürfnisse eines pflegebedürftigen Menschen

In geriatrischen Einrichtungen ist immer noch oft die Tendenz zu beobachten, dass saubere, satte, angepasste und stille Bewohner als »angenehm« betrachtet werden. Als unangenehm gelten Bewohner, die selbstbestimmt leben wollen, ihre Meinung äußern, nicht alles akzeptieren und annehmen, sich nicht oder kaum anpassen wollen oder Pflege- und Aktivierungspersonal ablehnen.

Die Kriegs- und Nachkriegsgeneration, die sich anpassen und ruhig sein musste um zu überleben, gibt es bald nicht mehr. Es hat bereits eine neue Generation Einzug in Altenheime, Pflegeheime und Tageszentren genommen, die selbstbestimmt, selbstbewusst und fordernd Pflege- als auch Aktivierungspersonal gegenüber tritt. Nicht jede Fachkraft kann mit dieser neuen Generation umgehen. Viele trauern der alten, angepassten und anspruchslos wirkenden Generation nach.

In Pflege, Aktivierung und Therapie sind nun herausgefordert Pflege- und Aktivierungskonzepte zu entwickeln, welche den Bedürfnissen der »neuen Alten« entsprechen.

Veränderung beginnt bei unserer Haltung, unserer Einstellung und unserem Bewusstsein für das Menschsein mit all seinen Facetten und Formen.

2.3.2 Bedürfnisse eines Menschen mit Pflegebedarf

Bedürfnisse eines Menschen mit Pflegebedarf unterscheiden sich grundsätzlich nicht sonderlich von Bedürfnissen eines Menschen ohne Pflegebedarf, doch gewinnen einzelne Bedürfnisse an Bedeutung, treten in den Vordergrund und wollen gestillt werden.

Egal ob in der Aktivierung oder Pflege, jede Berufsgruppe sollte sich auf die Suche nach den Bedürfnissen des zu pflegenden Menschen begeben.

Die »auslaufende« Generation der alten Menschen hat durch die Erfahrungen mit starren Geschlechterrollen, Hunger oder Krieg kaum gelernt Bedürfnisse direkt zu äußern. Da nun bereits die nächste Generation Einzug in Pflegeeinrichtungen gehalten hat und selbstbewusster auftritt, äußern diese »neuen Bewohner« nun auch ihre Bedürfnisse konkret. Sie stellen Forderungen und Erwartungen, die für viele pflegende oder aktivierende Berufsgruppen eine Überforderung darstellen.

Der goldene Mittelweg wäre eine wunderbare Alternative, doch es scheint schwer, ihn zu finden.

Das Symbol der Sonnenblume in nachfolgender Grafik wurde bewusst gewählt, da nach meiner Beobachtung für viele pflegebedürftige Menschen förmlich die Sonne aufgeht, wenn ihre Bedürfnisse erkannt, angesprochen und erfüllt werden (◘ Abb. 2.3).

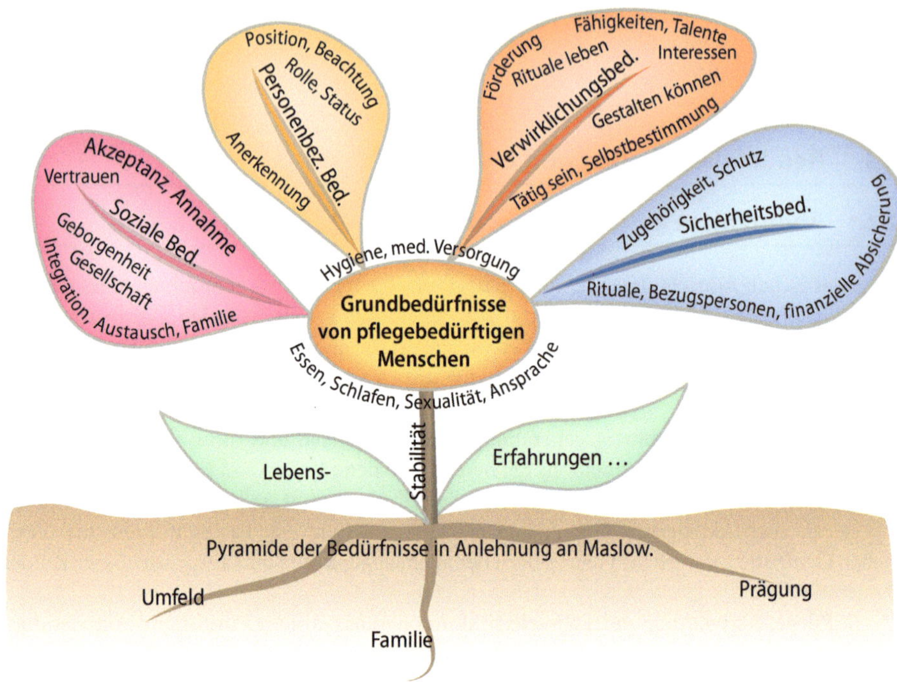

Abb. 2.3 Bedürfnisse eines pflegebedürftigen Menschen in Anlehnung an die Bedürfnispyramide von Maslow, überarbeitet von Lore Wehner

2.3.3 Rollen und Aufgaben der Aktivierungsfachpersonen in der biografischen Aktivierung

Rollen

Spezialistin, aktiver und passiver Zuhörer, Begleiterin, Informationsgeber, Bezugsperson, Ansprechperson, Vertrauensperson, Konfliktlotsin, Wegweiser u. v. m.

Aufgaben

Beobachten, in Kommunikation gehen, Angebote planen, bei Einzug begleiten, zur Selbsthilfe motivieren, Negatives als auch Positives ansprechen, Trost spenden, stärken, fördern, fordern, dokumentieren, für Abwechslung sorgen, Wahlmöglichkeit bieten.

2.4 Fallbeispiel Biografiearbeit

» Nur wer ein Stück meiner Lebensgeschichte kennt, kann mich verstehen, kann ein Stück meines Lebens mit mir gehen. (Lore Wehner 2014)

Im Folgenden soll ein Weg des biografischen Arbeitens, der Achtsamkeit und der Bewusstheit aufgezeigt werden.

Grundlage jeglicher Biografiearbeit sind Vertrauen und Beziehung – und eine bewusste Beziehungsgestaltung. Erst wenn zwischen dem Bewohner und dem Aktivierungs- oder Pflegepersonal Vertrauen aufgebaut ist, macht klassische Biografiearbeit (mit Fragebogen oder ähnlichem) Sinn – wobei Biografiearbeit mittels Biografiebögen gut überdacht werden sollte.

Biografiearbeit ist keine einmalige Sache, Biografiearbeit findet täglich statt, sei es in der Pflegesituation, bei der Einzel- oder Gruppenaktivierung.

Fallbeispiel von Frau Buber – wie es nicht sein sollte

Frau Buber findet sich nach 2 Wochen Krankenhausaufenthalt (Grund: Oberschenkelhalsbruch) im Altenheim wieder. Sie hört von ihren Kindern: »Mama, du bleibst ja nur 3 Wochen, bis es dir wieder besser geht.«

Frau Buber glaubt diesen Worten und lässt die 3 Wochen an sich vorüberziehen. Das Pflegepersonal weiß aber, dass Frau Buber im Altenheim bleiben wird, dass die Kinder von Frau Buber bereits einen Fixplatz gebucht haben, sie sich aber nicht trauen, es ihrer Mutter zu sagen.

Frau Buber spricht immer wieder in Pflegesituationen an, dass sie ja bald nach Hause gehen wird. Wenn das Pflegepersonal Frau Buber ersucht, doch mit anderen Bewohnern in Kontakt zu gehen, oder sich in den Aufenthaltsraum zu setzen, antwortet Frau Buber immer: »Wozu das Ganze? Ich bleibe ja sowieso nicht hier!« Auch das Pflegpersonal wagt es nicht, Frau Buber die Wahrheit zu sagen.

Üblicherweise findet in der ersten Woche ein Biografiegespräch statt, zu dem die Stationsleitung einlädt. Ein Fragebogen liegt auf dem Tisch. Die Stationsleitung stellt dem neuen Bewohner eine Frage nach der anderen bis alle aufgelisteten Fragen beantwortet sind. Meist ist dies eine eher gezwungene Situation, da Vertrauen und Beziehung noch nicht aufgebaut wurden. Doch diesmal wird beschlossen, Frau Buber nicht zu belästigen: »Sie hat es ja sowieso schon schwer genug.«

Damit verbringt Frau Buber 3 relativ einsame und ruhige Wochen im Altenheim, bis zu dem Tag, an dem auf ihrem Kalender »Abreise« eingetragen steht.

Nach den 3 Wochen kann kaum jemand vom Pflege- oder Aktivierungspersonal sagen, wer Frau Buber ist oder was ihr wichtig ist. Man kennt nur einen kleinen Teil ihre Bedürfnisse, Ängste und Sorgen.

Im weiteren Verlauf kommt es nicht zur Abreise. Das Pflegepersonal muss Frau Buber mitteilen, dass sie im Altenheim bleiben wird. Frau Buber weint, ist enttäuscht und zornig. Sie schreit das diensthabende Pflegepersonal an: »Ihr seid alle so falsch! Ihr habt es gewusst und habt es mir nicht gesagt!« Es kommt zu einer herzzerreißenden Szene.

Frau Buber nimmt ihren Koffer, welchen sie bereits gepackt hat und will sich auf den Weg nach Hause machen.

Was hätte Frau Buber geholfen, was hätte sie von ihrer Familie und von ihrem Pflegepersonal gebraucht? Welche Gefühle hat Frau Buber nun und welche Bedürfnisse wurden übergangen? Hätte eine Bezugsperson die Eingewöhnungsphase begleitet, wäre die Wahrheit angesprochen worden. Es hätte kein Verschleiern oder Geheimhalten gegeben.

Geholfen hätten Frau Buber biografische Einzelgespräche, klärende Gespräche mit ihren Kindern und dem Pflegepersonal.

Frau Buber fühlt sich
- übergangen,
- belogen und betrogen,
- nicht wahrgenommen,
- nicht ernstgenommen,
- alleine gelassen,
- unverstanden.

Ressourcenorientierte, personenzentrierte und regelmäßige Biografiearbeit kann einen Großteil dieser grundlegenden Bedürfnisse erfüllen.

Nachfolgende Bedürfnisse gewinnen neben den Grundbedürfnissen für einen Menschen mit Pflegebedarf an Bedeutung:
- Klarheit, Ehrlichkeit
- Annahme, Akzeptanz
- Teilhabe, Rückzug
- Selbstständigkeit, Unterstützung
- Verständnis, Trost
- Zeit: alleine, mit der Familie, in der Gemeinschaft
- Bezugspersonen: Familie, Freunde, Aktivierungs- und Pflegepersonal
- Freude, Möglichkeit Trauer zu leben und zu zeigen
- wertvoll und wichtig sein
- sich einbringen können, geschätzt werden, Wissen weiter geben können, auf Erfahrungen zurück greifen können

Ressourcenorientierte, personenzentrierte und tägliche Biografiearbeit kann einen Großteil dieser grundlegenden Bedürfnisse erfüllen (◘ Abb. 2.4).

Das dargestellte Eisbergmodell (das im Prinzip her schon von Freud bekannt ist) veranschaulicht die relevanten Einflüsse auf die personenzentrierte und bedürfnisorientierte Biografiearbeit. Wir können nur dann aktivieren und pflegen, wenn wir uns Zeit nehmen, uns bewusst auf unser Gegenüber einzulassen, wenn wir mit Achtsamkeit und Wertschätzung das annehmen und akzeptieren, was sich unter der Wasseroberfläche befindet. Im nächsten Schritt können Handlungen, Ängste und Nöte eines pflegebedürftigen Menschen besser verstanden werden.

Nehmen wir uns in den Bereichen der Pflege und Aktivierung dafür keine Zeit, dann kommt es beim pflegedürftigen Menschen zu Rückzug und Ablehnung der neuen Situation, der Personen und deren Handlungen, sowie deren Angeboten.

Mangelnde personenzentrierte und bedürfnisorientierte Zuwendung oder Biografiearbeit hat das Fehlen von Vertrauen und Beziehung zur Folge. Eine Gestaltung der Beziehung ist daher in einer solchen Situation kaum möglich. Dadurch kommt es zu Orientierungslosigkeit, Verwirrtheit, Verlust der Eigenmotivation, des Lebenssinns und der Lebensfreude. Sinnkrisen können ausgelöst werden.

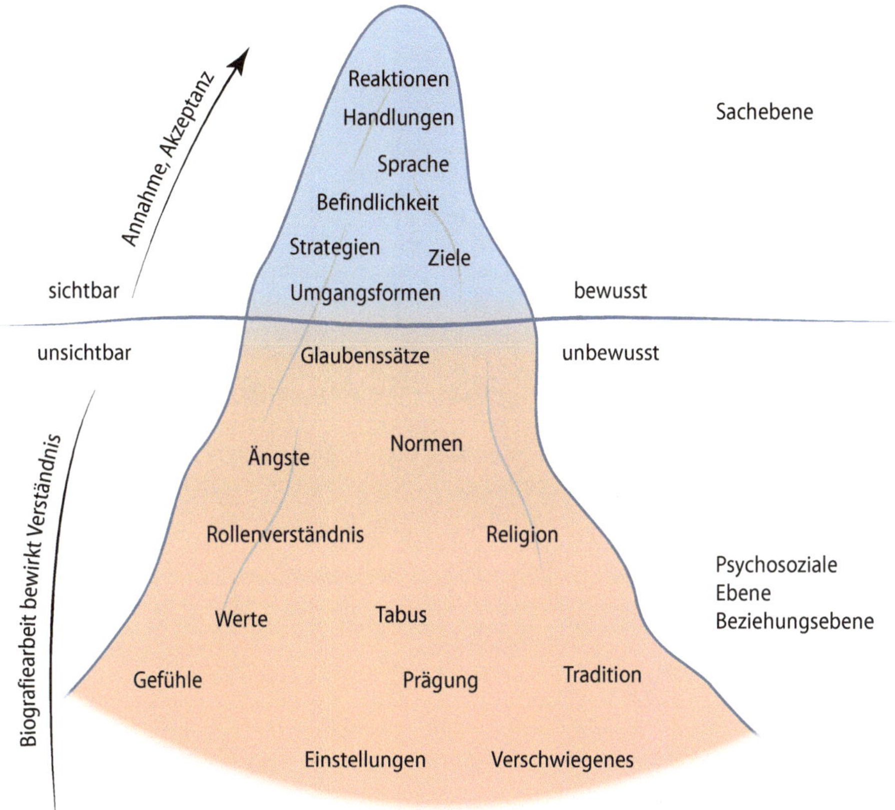

Abb. 2.4 Das Eisbergmodell in Anlehnung an Freud veranschaulicht die relevanten Einflüsse auf die personen- und bedürfnisorientierte Biografiearbeit. (Lore Wehner)

Ressourcenorientierte Biografiearbeit anhand des Beispiels von Frau Buber

Bei der Kontaktaufnahme durch die Kinder von Frau Buber wird von der Leitung bereits geklärt, dass Wahrheit und Ehrlichkeit wichtig ist. Nur so könne es einen weiteren gemeinsamen Weg der Beziehung geben. Die Kinder werden aufgefordert, ihrer Mutter die Wahrheit zu sagen. Erst dann ist die Buchung einer Langzeitpflege möglich.

Die Unterstützung durch mobile Dienste wird bereits in dieser Situation angeboten, wie beispielsweise mobile Mediation.

Wurde ehrlich kommuniziert, stellt das Altenheim den Kontakt zu Frau Buber her und lädt zum Besuch ein. Eingeladen werden auch die Kinder, da diese ein Stück Verantwortung für ihre Mutter haben, ebenso wie ihre Mutter früher die Verantwortung für sie hatte.

Beim Kurzbesuch kann Frau Buber ihr Zimmer kennen lernen. Sie wird eingeladen, sich zu überlegen, wie sie das Zimmer gerne gestaltet hätte (z. B. welche Farbe die Wände haben sollen, welche Gegenstände von zu Hause mitgebracht werden, welche Bilder, Dekoration oder Erinnerungsstücke sie gerne in ihrem Zimmer hätte).

Frau Buber lernt an diesem Tag auch ihre Bezugsperson (eine Mitarbeiterin aus dem Pflege- oder Aktivierungsteam) kennen. Diese hat nun die Aufgabe, sich um Frau Buber und deren Angehörige zu kümmern, alle Fragen zu beantworten und zu unterstützen, wo Unterstützung nötig ist.

Die Bezugsperson nimmt täglich Kontakt mit Frau Buber auf, auch wenn diese noch im Krankenhaus liegt. Beim Einzug empfängt die Bezugsperson Frau Buber, die mit dem Krankenwagen im Altenheim ankommt, mit einem Blumenstrauß. Inzwischen haben die Kinder das Zimmer von Frau Buber nach ihren Vorstellungen eingerichtet. Es wurde ausgemalt, Möbel, Bilder und Blumen wurden mitgebracht. Und das Allerwichtigste steht auf dem Tisch: Frau Bubers »Fotoschachtel«. Auch ihre Lieblingstassen und Porzellanstücke stehen im Schrank.

Frau Buber wird von der Bezugsperson und wenn möglich auch von ihren Kindern in den neuen Lebensbereich begleitet.

Frau Buber kann nun Zeit alleine mit ihren Kindern verbringen, kann Ängste und Sorgen mitteilen und Trauer zeigen, denn die Kinder wurden von der Bezugsperson darauf vorbereitet. Die Familie kann hier nun gut unterstützen.

Als am Abend die Familie nach Hause geht, besucht die Bezugsperson Frau Buber, erklärt bei Fragen nochmals alles. In diesem Gespräch kann das erste »richtige« biografische Gespräch in Form einer Einzel- und Kurzaktivierung stattfinden.

Bezugsperson (nachfolgend BP): »Frau Buber, haben Sie den Blumenstrauß schon näher betrachtet? Ich habe mich bemüht ihre Lieblingsblumen zu einem Strauß binden zu lassen.«

Frau Buber: »Das haben Sie für mich gemacht? Woher wissen Sie denn, welche Blumen meine Lieblingsblumen sind?«

BP: »Von Ihren Kindern, ich habe sie gefragt womit ich Ihnen eine Freude bereiten kann«.

Frau Buber (beginnt zu weinen): »Das ist wirklich lieb von Ihnen. Und schön, dass meine Kinder wissen, womit man mir eine Freude machen kann«.

BP: »Ich weiß noch so wenig von Ihnen. Haben Sie zu Hause einen Garten?«

Frau Buber: »Ja, einen großen und Blumen gibt es in jeder Ecke«. (lacht)

BP: »Ja, dann haben wir eine gemeinsame Vorliebe! Ich habe auch einen Garten. Zwar einen kleinen, doch Blumen gibt es überall und meine Lieblingsblumen sind die Sonnenblumen«.

Frau Buber: »Ach die Sonnenblumen, die hatte mein Mann so gerne. Er ist schon lange tot.«

BP: »Ich spüre ihre Traurigkeit«.

Frau Buber: »Ja das bin ich. Traurig weil er nicht mehr da ist … und ich alleine hier einziehen muss. Wir haben immer gesagt, wir gehen gemeinsam ins Altenheim. Doch so hat es nicht sein sollen«.

BP: »Ich bin überzeugt, Sie haben mit Ihrem Mann viel erlebt. Es wird traurige Zeiten gegeben haben, doch ich denke auch sonnige Stunden«.

Frau Buber: »Ja da haben Sie Recht. Am schönsten war der Sonntag. Da hatte mein Mann Zeit für unsere Kinder. Wir haben jeden Sonntag einen Ausflug gemacht«.

BP: »Ausflug … klingt nach Familienleben, nach gemeinsamer Zeit. Nach gemeinsamen Erlebnissen«.

Frau Buber: »Hmm ja. Und all das habe ich da in meiner Schatzkiste…«

BP: »Schatzkiste…?«

Frau Buber: »Hier in meiner Schatzkiste ist mein ganzes Leben. Fotos von früher, als die Kinder noch klein waren, Fotos von meiner Hochzeit, den Ausflügen und Reisen«.

BP: »Dann ist das eine ganz besonders wertvolle Schatzkiste und jeden Tag können Sie diese wertvollen Schätze betrachten … Ich verabschiede mich für heute von Ihnen. Ich komme, wenn es für Sie passt, gerne morgen wieder zu Besuch«.

Frau Buber: »Gerne! Und danke für die schönen Blumen. Das macht alles hier ein bisschen freundlicher.«

Durch diese psychosoziale Intervention, Einzel- und Kurzaktivierung, bzw. personenzentrierte Aktivierung, wurden einige der Bedürfnisse von Frau Buber gestillt.

Betrachtet man diese kurze Sequenz der direkten Zuwendung, so hat die Aktivierungsfachkraft bzw. Bezugsperson wertvolle biografische Ereignisse und Erlebnisse erfahren, welche nun nachträglich in die streng vertrauliche, nur für Pflege- und Aktivierungspersonal zugängliche, biografische Dokumentation eingetragen werden.

Praxistipp

Holen Sie auch die Zusage ihrer Bewohner ein, welche Daten Sie dokumentieren dürfen.

Anhand des Beispiels von Frau Buber können die 4 Phasen, welche in der Eingewöhnungsphase meist durchlaufen werden, näher beschrieben werden:

Biografiearbeit kann…

- in Einzelaktivierung,
- in Kurzaktivierung,
- in Gruppenaktivierung oder
- bei der täglichen aktivierenden Pflege stattfinden.

> Erzählen von Lebensgeschichten bedeutet auch, sich den Erlebnissen der Vergangenheit mit all ihren Schönheiten (‚Gut') und ihrem Schrecken (‚Böse') zu stellen. (Specht-Tomann 2012, S. 13).

Biografiearbeit kann in verschiedensten Formen stattfinden. Eine der bedeutendsten Formen stellt die **gesprächsorientierte Biografiearbeit** dar.

1. Aktivitätsorientierte Biografiearbeit (Montessori für Senioren, Gestaltgeragogik, Intergenerative Projekte, geragogisches Kochen, Motogeragogik, Gymnastik, Rhythmik und Musik, Singen, Tanzen, etc.)
2. Gesprächsorientierte Biografiearbeit (Erzählcafé, Arbeit mit Biografiekarten zu verschiedensten Themen, Montessori für Senioren, tiergestützte Geragogik, validierende Aktivierung, Erinnerungsrunden, Biografierunden, etc.)
3. Dokumentationsorientierte Biografiearbeit (Biografiebögen oder Dokumentationssystem am Computer)
4. Gestaltungsorientierte oder therapeutische Biografiearbeit (kreatives Gestalten, Tiertherapie, Tanztherapie, Musiktherapie, etc.)
5. Mischform aus mehrere dieser Methoden und Formen

2.5 Perspektiven der ressourcenorientierten Biografiearbeit

2.5.1 Schritt 1: Lebensrückblick ermöglichen

Der Lebensrückblick, die Lebensbilanzierung, ist ein sehr bedeutender Schritt für alte oder hochaltrige Menschen. Der Blick zurück kann Versöhnung mit dem gelebten Leben bewirken, kann Annahme von Ereignissen oder auch Abschluss von offen gebliebenen Lebensthemen bewirken. Eine Versöhnung mit dem gelebten Leben kann auf dem Weg des Gehens und Sterbens oft Ruhe zur Folge haben. Gehen, Loslassen und Abschied nehmen werden ein Stück erleichtert. Auch erlebte Krisen, Trennungen, Verluste und Heraus-

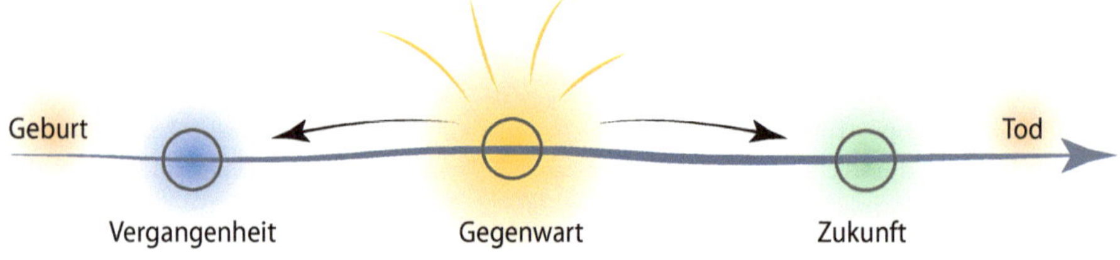

Abb. 2.5 Lebenslinie (Lore Wehner)

forderungen können eine wichtige Erfahrung beinhalten und somit wertvolle Ressourcen darstellen.

Bei diesem Blick zurück kann der alte Mensch wertvolle und wichtige Ressourcen erkennen, welche ihm helfen die Herausforderungen und Krisen in der Gegenwart zu meistern. Herausforderungen für einen alten, pflegebedürftigen Menschen gibt es zur Genüge und sie beginnen bereits lange vor dem Einzug in ein Altenheim.

Beim Lebensrückblick ist eine bewusste, professionelle, personenzentrierte und bedürfnisorientierte Biografiearbeit oder biografische Aktivierung von Bedeutung (Abb. 2.5).

2.5.2 Schritt 2: Gegenwart annehmen und gestalten

Viele pflegedürftige Menschen finden sich in geriatrischen Einrichtungen wieder und haben diese Einrichtung, diesen Weg weder selbst gewählt noch bewusst bestimmen können. »Gegenwart annehmen und gestalten« geht leicht von den Lippen, wie schwer ist das aber umzusetzen, wenn ich nicht mehr Gestalter meines Lebens sein kann? Wenn meine Kinder oder mein Sachwalter beschlossen haben, dass es »zu Hause nicht mehr geht«, oder mein Gesundheitszustand es erfordert, dass ich meinen gewohnten Lebensraum aufgeben muss?

Gerade die erste Zeit in einem Alten- und Pflegeheim stellt die Weichen für die Annahme der neuen Situation oder Ablehnung dieser.

Es ist eine ganz besondere Aufgabe, Menschen bei Einzug in ein Pflegeheim zu begleiten. So kann ich durch biografische Einzelgespräche und durch meine Rolle als Bezugsperson Vertrauen aufbauen, Beziehung herstellen und vieles erfahren, was für Pflege und Aktivierung von großer Bedeutung sein kann. Gerade beim Einzug ist der Blick zurück von besonders großer Bedeutung: »Denn nur wenn ich zurück blicken kann, kann ich die Gegenwart annehmen« (Lore Wehner).

Beim Blick zurück kann der alte Mensch wertvolle und wichtige Ressourcen erkennen, welche ihm helfen, die Herausforderungen und Krisen in der Gegenwart zu meistern. Durch den Blick zurück wird die Resilienzfähigkeit gestärkt, das Kohärenzgefühl wird bewahrt.

Dabei sind geschulte, einfühlsame und achtsame Aktivierungsfachfrauen und -männer, sowie achtsames Pflegepersonal unerlässlich.

2.5.3 Schritt 3: Zukunft gestalten

Den Blick nach vorne wagen, Sinnfragen stellen und eventuell auch beantworten können: Wer in Frieden auf sein gelebtes Leben zurück blicken kann, der kann auch den Blick nach vorne wagen.

Der dritte Schritt ist jener der Zukunftsgestaltung. Der Blick nach vorne wird meist kaum gewagt. Im Gegensatz zur Situation eines jungen Menschen ist hier die Zeitspanne bis zum Lebensende nicht mehr sehr lang. Der Tod ist ein Stück näher gerückt.

Das Thema Zukunft in der Biografiearbeit wird in der Arbeit mit alten oder hochaltrigen Menschen sehr oft gemieden. Dies geschieht aus der Angst heraus, dass die Themen Tod und Sterben angesprochen werden könnten.

Trauerarbeit ist ein wichtiger Bestandteil in der Aktivierung und findet bei fast jedem Gespräch, bei jeder Begegnung statt.

Wenn ich mich mit meinem eigenem Leben und Sterben auseinandergesetzt habe, dann kann ich andere auf dem Weg des Gehens begleiten, dann kann ich mit pflegebedürftigen Menschen auch über den Tod sprechen, wenn diese es möchten.

Es stellen sich für viele pflegebedürftige Menschen beim Blick nach vorne die Fragen: Wer bin ich? Woher komme ich? Wohin werde ich gehen? Was wird nach mir sein? Wie wird es ohne mich weitergehen? Auch diese Themen haben in der biografischen Aktivierung Platz und Raum, jedoch ist die Freiwilligkeit solche Themen an- und auszusprechen enorm wichtig.

Wichtig für Aktivierungsfachpersonen

Wer mit solchen tiefgehenden und sehr persönlichen Themen arbeitet, sollte sich davor mit seiner eigenen Geschichte auseinander gesetzt haben und den Blick zurück wagen um das Hier und Jetzt gestalten zu können. Denn auch in der eigenen Geschichte finden sich wertvolle und wichtige Ressourcen. Wenn wir jedoch selbst Angst vor dem Altwerden und Sterben haben, werden wir gerade solch wichtige Themen meiden. Damit bleibt dem alten Menschen der dritte Schritt verwehrt. Uns sollte bewusst sein, dass unsere Ängste Blockaden bei unserem Gegenüber auslösen.

Praxistipp

Empfehlung für Aktivierungs- und Pflegepersonal: Besuchen Sie eine Fortbildung oder Schulung zum Thema Trauerbegleitung, Trauerarbeit. Noch wichtiger: Setzen Sie sich mit dem eigenem Leben und Sterben, sowie der Endlichkeit Ihres Lebens auseinander. Nur unter diesen Voraussetzungen können diese Themen in der Aktivierung unbelastet aufgegriffen werden.

Haupt- und Nebenziele der ressourcenorientierten und personenzentrierten Biografiearbeit werden in ◘ Tab. 2.4 dargestellt.

Tab. 2.4 Ziele der ressourcenorientierten und personenzentrierten Biografiearbeit

Hauptziele	Stärkung der Identität Erhaltung des Selbstwerts und Selbstbildes Stärkung der Geschlechterrolle Bewusstmachen von wertvollen Ressourcen, Fähigkeiten, Talenten Aufarbeitung von Lebensthemen ermöglichen Förderung der Partizipation und Eigenverantwortung Steigerung der Motivation Knüpfen von sozialen Kontakten Beziehungen pflegen und aufbauen Förderung des Kohärenzgefühls Förderung der Resilienzfähigkeit Verständnis, Annahme und Akzeptanz bewirken Seine Lebensgeschichte mitteilen können Gemeinsamkeiten zwischen sich und anderen finden Bezug zum Leben aufrecht erhalten
Nebenziele	Ich-Kompetenz stärken Sachkompetenz stärken Sozialkompetenz stärken und damit die Handlungskompetenz erhöhen Sprachliche Ausdrucksfähigkeit und Kommunikationsfähigkeit fördern Wir-Bewusstsein schaffen, Biografiearbeit in Gruppen Lebensgeschichte evtl. kreativ zum Ausdruck bringen, evtl. aufarbeiten können
Fördermaßnahmen/ Förderangebot erstellen	Biografiebox mit dem Bewohner anlegen (eventuell auch mit Familie oder Freunden möglich) Vorstellungsrunde im Wohnbereich »Mein Stammbuch« Erzählcafé zum Thema »Männer und Frauen und deren Rollen« Bei besonderen Talenten, wie beispielsweise Klavierspielen als Fördermaßnahme einladen das Klavier im Eingangsbereich zu nutzen und eventuell nach einigen Wochen bei der Messe ein Stück zu spielen Aktivierende Gespräche führen Miteinbeziehen bei alltäglichen Dingen z. B. eine Aufgabe übernehmen Durch biografische Gesprächsrunden Gemeinsamkeiten entdecken und bewusst machen Einladung die Familienecke am Wochenende für Kaffee und Kuchen zu nützen Tagesablauf mit Bewohner planen Über Herausforderungen, Eingewöhnungsschwierigkeiten sprechen Einzelgespräche führen Kennenlernen anderer Bewohner Annehmen können der individuellen Situation Alltagskompetenz in Bezug zur realen Lebenswelt fördern, z. B. Sekretärin: Aktivierungsmaßnahme kann gesetzt werden, wenn erwünscht, kann Briefe für anderer Bewohner aufsetzen damit diese den Kontakt zu Familie und Freunden aufrecht erhalten können

Literatur

Hölzle C, Jansen I (2011) Ressourcenorientierte Biografiearbeit. Grundlagen – Zielgruppen – Kreative Methoden. Wiesbaden: Springer

Specht-Tomann M (2012) Biografiearbeit in der Gesundheits-, Kranken- und Altenpflege. Berlin Heidelberg: Springer

Wehner L, Huto B (2011) Methoden- und Praxisbuch der Sensorischen Aktivierung. Springer, Wien

Wehner L (2014) Empathische Trauerarbeit: Vielfalt der professionellen Trauerarbeit in der Praxis. Springer, Wien

Sensorische Aktivierung im Pflegealltag

Lore Wehner, Ylva Schwinghammer

Die Original-Version dieses Kapitels wurde korrigiert.
Ein Erratum finden Sie unter DOI 10.1007/978-3-662-49799-9_11

L. Wehner, Y. Schwinghammer, *Sensorische Aktivierung*,
DOI 10.1007/978-3-662-49799-9_3,

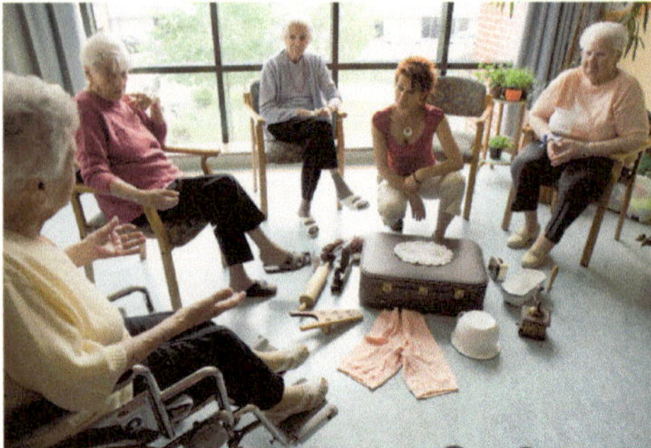

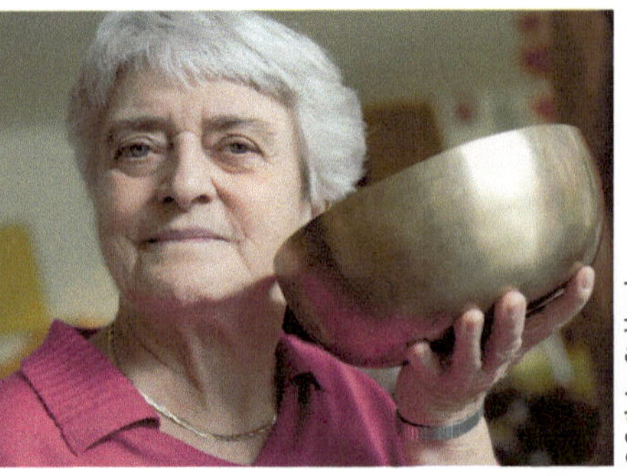

Aktivierung bedeutet bewusste, gezielte, achtsame Zuwendung zu einzelnen Personen oder Gruppen auf mehreren Bedürfnisebenen mit dem Ziel, die Grundbedürfnisse der Menschen zu stillen, die für das Wohlbefinden und damit für die Lebensqualität im Alter von großer Bedeutung sind.

Menschen jeder Altersgruppe benötigen neben Versorgung und Pflege ein hohes Maß an Nähe und Aufmerksamkeit. Berührung, Kommunikation und Begegnung sind Grundbedürfnisse des Menschen. Die Sehnsucht nach körperlicher (Hautkontakt), verbaler und emotionaler Zuwendung und sozialer Integration begleitet uns ein Leben lang. In der Kindheit bekommen wir, wenn es uns geschenkt ist, Zuwendung auf mehreren Bedürfnisebenen von unseren Eltern, danach in der Partnerschaft. Was aber, wenn der Partner verstorben ist, und keine andere Bezugsperson vorhanden ist, die diese wichtigen Grundbedürfnisse des Menschen im Alter abdecken kann? Schenken wir als Betreuende den Bewohnern emotionale Zuwendung, bewirkt das Zufriedenheit und Ausgeglichenheit. Die Lebensfreude bleibt erhalten, und die **Sinnfrage** »Wozu lebe ich noch?« ist kein Thema mehr für die Menschen in Institutionen.

Die Aktivierung im Tagesablauf bietet dem gesamten Team (DGKS, HH, SB, Therapeuten, Psychologen, PH) die Möglichkeit, in Bezug zu den Bewohnern zu gehen, Beziehungen aufzubauen und damit die Basis für eine hohe Lebensqualität im Alter zu schaffen – **Bezugspflege** bewusst zu leben. Das immer wiederkehrende Argument »Dafür ist keine Zeit« kann hierbei nicht geltend gemacht werden, einer Aktivierung bedarf es lediglich zehn Minuten, was eine wunderbare Möglichkeit darstellt, kostbare Zeiten, wie Pausen, Leerlaufzeiten, Ruhezeiten, Erholungsphasen zwischen Pflege, Essenssituationen und Versorgung, im Alltag der Seniorenhäuser, Alten-, Pflegeheime, Geriatriezentren für die Förderung und Aktivierung der Bewohner sinnvoll zu nützen.

3.1 Voraussetzung einer Aktivierung

Grundvoraussetzungen für das Gelingen einer Aktivierung im Betreuungsalltag zeigt ◘ Abb. 3.1.

Weitere Voraussetzungen

- Gezielte Fortbildung aller Mitarbeiter
- Teamentwicklung, Teamarbeit – Zieldefinition: Wie erreichen wir das Ziel »Mehr Lebensqualität für den Bewohner zu schaffen«? Wie können wir die Grundbedürfnisse des Menschen im Alltag stillen?

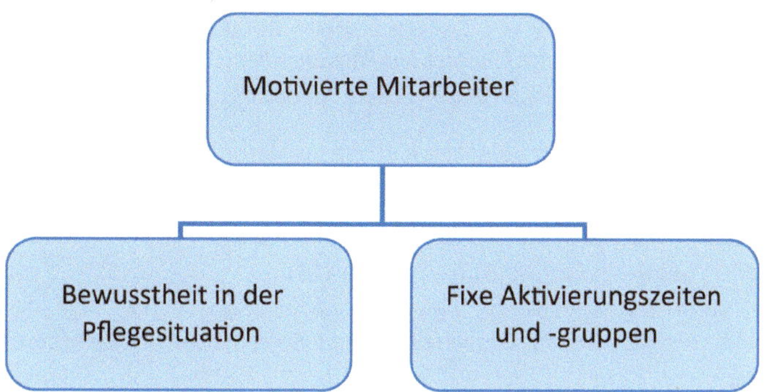

Abb. 3.1 Grundvoraussetzungen für erfolgreiche Aktivierungen. (Lore Wehner)

- Bereitstellung von genügend Materialien für aktivierende Angebote (Regal und Ordnungsrahmen, Verleihsystem)
- Aktivierungskalender
- Eigenverantwortung
- Mut zur Veränderung und für **neue Wege.**

3.2 Planung einer Aktivierung

Damit eine Aktivierung gelingt, sollten folgende Punkte zur Planung beachtet werden:

- Aktivierung kann grundsätzlich überall stattfinden, wo Menschen einander begegnen. Die beste Möglichkeit, (Einzel-)Aktivierung zu leben, ist die Pflegesituation, in der Sie als betreuende Person ganz nahe beim Menschen sind. Eine Beziehung zueinander aufzubauen und so eine Vertrauensbasis zu schaffen, sind dabei die Grundvoraussetzungen für eine gute Zusammenarbeit – ein Miteinander mit Herz und Gefühl.
  Für Gruppenangebote bieten sich Speiseraum, Turnsaal, Freizeitbereiche und Garten an.
- Bei einer Aktivierung mit dem Schwerpunkt »Montessori« empfiehlt es sich, einen ungestörten Bereich zu wählen, da bei aktiver Sinnesarbeit eine Polarisation (Konzentration) nur in ruhigen Situationen aufgebaut werden kann.
- Eine Motogeragogik-Aktivierung kann bei Tisch, am Bett, im Garten usw. stattfinden. Empfehlenswert ist, wenn Sie längere Zeit zur Verfügung haben, einen Bewegungsraum, freien Raum oder Ähnliches für Ihre Aktivierung zu suchen. Die Einheit kann aber auch in den Lebensbereichen der Bewohner stattfinden. Wenn der Bewohner das Bett nicht mehr verlassen kann, kommt die Bewegung, die Aktivierung und die Förderung eben zu ihm ans Bett.
- Berücksichtigen Sie die Individualität des Menschen. Fragen Sie sich: »Kenne ich die Biografie des Menschen, den ich betreue?«
- Überlegen Sie sich den Rahmen, den Sie für eine Aktivierung brauchen.
- Beachten Sie bei Gruppenangeboten die Zusammenstellung: Welche Personen sollen teilnehmen? Vermeiden Sie gemischte (z. B. Menschen mit demenzieller Beeinträchtigung und klar orientierte Menschen) und zu große Gruppen.

- Entscheidend ist die Einstiegssequenz zur Kontaktaufnahme. Legen Sie daher Wert auf Ihre Vorstellung, überlegen Sie sich einen passenden Einstieg. Fragen Sie sich im Vorfeld: »Wie gehe ich auf eine Gruppe, einen Menschen zu? Was mache ich und warum?«
- Wichtig ist bei allem was Sie machen die Sinnhaftigkeit, die Normalität und die Authentizität Ihres Tuns.
- Wählen Sie der Jahreszeit bzw. den Ritualen im Jahreskreis entsprechende Schwerpunkte oder Schwerpunkte aus der Biografie des Menschen.
- Kommen Sie zur Ruhe, suchen Sie Themen, zu denen Sie stehen können, die Sie interessieren, bei denen Sie mit dem Herzen dabei sind. So erreichen Sie die Menschen, die Ihnen begegnen.
- Sie werden verstärkt Aktivitäten anbieten, weil Sie erleben werden, dass Sie mit dieser Art von Angebot den Menschen bewegen können.

Haben Menschen nichts **Sinnvolles** zu tun, geben sie sich auf. So kann in der Aktivierung des Menschen, die zwischen zehn Minuten und einer Stunde oder länger dauern kann, eine Chance für die **Entwicklung** im letzten Lebensabschnitt gesehen werden.

Aktivierung soll etwas Positives sein, den Menschen Spaß, Freude und Lebendigkeit bringen – es darf gelacht werden. Humor ist ein wichtiger Bestandteil des Lebens!

3.3 Die vier Säulen der Begegnung

Wie in jeder Pflegesituation bzw. generell in der Arbeit mit Menschen jeden Alters, sollten auch bei einer Aktivierung die vier Säulen der Begegnung (Abb. 3.2) berücksichtigt und angewandt werden:

1. **Berührung** – achtsame, sensible Berührungen mit Herz und Gefühl
2. **Zuwendung** – emotionale Zuwendung, bewusst beim Menschen sein
3. **Kommunikation** – Handlungen im Pflegealltag mit Worten begleiten. Es kommt nicht nur darauf an, was Sie sagen, sondern auch, wie Sie etwas sagen. Achten Sie auf Ihre nonverbale Kommunikationsform. Gerade Menschen mit demenzieller Beeinträchtigung

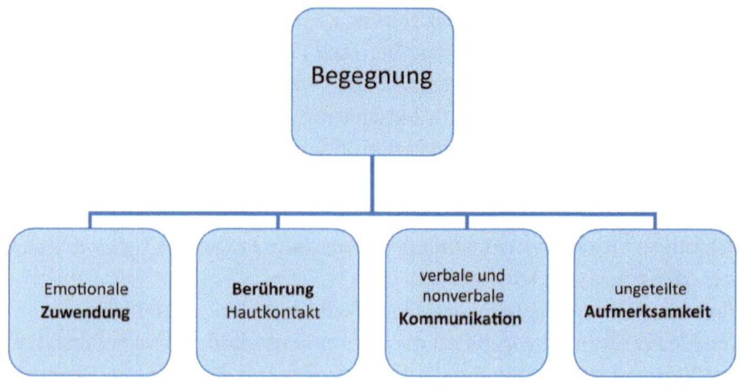

Abb. 3.2 Die vier Säulen der Begegnung. (Lore Wehner)

benötigen beide Kommunikationsebenen, auch wenn sie selbst zur verbalen Kommunikation nicht mehr fähig sein sollten.
4. **Aufmerksamkeit** – aktives Zuhören, Blickkontakt, Bewusstheit in der Interaktion

3.4 Was bewirkt eine Aktivierung?

Werden Grundbedürfnisse nicht erfüllt, werden Menschen gereizt, unzufrieden und unausgeglichen. Viele reagieren mit Rückzug und Trauer auf die emotionale und soziale Vereinsamung. Depressionen, Angstzustände und Panikattacken treten auf und führen zu Unruhezuständen, die nicht selten in Aggressionshandlungen wie Kratzen, Beißen, Schreien und Treten ausarten.

Gezielte, bewusste Aktivierung bietet die Möglichkeit, dem entgegenzuwirken, indem den hochaltrigen Menschen und Menschen mit demenzieller Beeinträchtigung auf sozialer, emotionaler und vor allem auch auf nonverbaler Ebene entgegengekommen wird, sie die Gelegenheit bekommen, Kommunikation im Rahmen ihrer Möglichkeiten zu erleben, Beziehungen zu ihrem Umfeld aufzubauen und so ihre Grundbedürfnisse zu stillen. Der Mensch bekommt das Gefühl von sozialer Sicherheit und Eingebundenheit in die Gemeinschaft vermittelt. Die daraus resultierende emotionale Zufriedenheit bewirkt Wohlbefinden, Ruhe und Ausgeglichenheit.

■ Gezielte, bewusste Aktivierung bewirkt bei Menschen mit demenzieller Beeinträchtigung:

Insbesondere bei Menschen mit demenzieller Beeinträchtigung, die sonst oft von sozialer Interaktion und Kommunikation ausgeschlossen sind, zeigen regelmäßige Aktivierungseinheiten große Wirkung. Der Aufbau einer individuellen Kommunikationsebene ermöglicht es, eine Beziehung zu den betreuenden Personen aufzubauen und eine Vertrauensbasis zu schaffen, die das tägliche Miteinander erleichtert. Es wird das Gefühl »Ich bin o.k., wie ich bin« vermittelt. Dadurch wird das Selbstwertgefühl gestärkt und man bewirkt, dass für sehr lange Zeit ein positives Selbstbild erhalten bleibt. Der ansonsten für Demenzpatienten typische erhöhte Bewegungsantrieb wird deutlich verringert, ein Zur-Ruhe-Kommen spürbar.

■ Aktivierungen und Auswirkungen auf das Leben auf der Station

Durch den verringerten Bewegungsantrieb und das niedrigere Aggressionspotenzial, insbesondere bei Menschen mit demenzieller Beeinträchtigung, kommt die ganze Station zur Ruhe. Die Menschen werden ausgeglichener und lassen sich auch mental nieder. Dadurch kann ein ruhigeres, bewussteres Miteinander von Bewohnern, Pflegepersonal und Besuchern entstehen. Der Alltag wird für alle Beteiligten bunter, vielfältiger und abwechslungsreicher.

3.5 Ablauf einer Aktivierungseinheit

Die Interaktion in einer Aktivierung sollte folgende Punkte enthalten:
1. Bewusste Kontaktaufnahme
2. Kommunikation
3. Beziehungsaufbau
4. Erinnerungsarbeit und Gedächtnistraining
5. Wortfindungstraining
6. Wieder-»Aufbau« der sozialen Kompetenz

7. Achtsamen, behutsamen und respektvollen Umgang
8. Befriedigung der Grundbedürfnisse nach
   - sozialem Kontakt,
   - Anerkennung, Wertschätzung, Aufmerksamkeit,
   - Zuwendung und Liebe – emotionale Zuwendung,
   - sozialer Sicherheit,
   - Kommunikation.

Eine etwa **10-minütige Einheit** könnte also folgendermaßen aufgebaut sein:
1. Begrüßung – Hautkontakt – Blickkontakt – emotionale und verbale Zuwendung
2. Interaktion – Kommunikation, z. B. Foto auf dem Tisch betrachten, Fragen dazu stellen oder einen Gegenstand in die Hand des Bewohners legen, diesen anregen, den Gegenstand zu betrachten
3. Memory-Fragen
4. Bedanken Sie sich für die Worte, die Geschichte, beenden Sie die Aktivierung wieder mit den vier Säulen der Begegnung
   - Hautkontakt,
   - Blickkontakt, ungeteilte Aufmerksamkeit,
   - Verbale Zuwendung,
   - Emotionale Zuwendung.

3.6 Beispiel für eine Kurzaktivierung in der Pflegesituation

Material: Im Zimmer vorhandene Fotos oder Gegenstände, Aktivierungskiste (Tab. 3.1).

Zum Beispiel könnten in der Aktivierungskiste »Steiermark« folgende Gegenstände sein:
- ein Kürbis
- Kürbiskernöl
- Landschaftsfotos aus der Steiermark oder aus der jeweiligen Heimatgemeinde
- Maroni
- eine Flasche Schilcher Wein
- ein Maiskolben
- Postkarten aus der Steiermark
- Landkarte Steiermark
- Wanderkarten u. v. m.

3.7 Aktivierung bei Menschen mit demenzieller Beeinträchtigung

Einige Punkte, die Sie in der Arbeit mit Menschen mit demenzieller Beeinträchtigung beachten sollten:
- Die benutzten Gegenstände sollten vertraut sein, aus dem Haushalt, der Werkstatt, der Kindheit, Familienzeit usw. stammen.
- Legen Sie Wert auf Regelmäßigkeit; der Förderaspekt kommt dann hinzu, wenn Aktivierung jeden Tag stattfindet.

Tab. 3.1 Beispiel einer Kurzaktivierung in der Pflegesituation

Begrüßung	Anklopfen, Eintreten, Begrüßung des Bewohners. Dabei immer die 4 Säulen der Begegnung beachten.
Hauptteil A	Ein Foto vom Nachttisch o. Ä. nehmen und Memory-Fragen stellen: – »Wer ist auf dem Foto zu sehen?« – »Wo und wann wurde es aufgenommen? Zu welcher Jahreszeit?« – »Welche Erinnerungen, Gefühle, Worte fallen Ihnen ein, wenn Sie das Foto betrachten?« (Alternativ dazu Hauptteil B)
Hauptteil B	Biografiearbeit: z. B. der Bewohner ist in der Steiermark aufgewachsen. Sie nehmen die Aktivierungskiste Steiermark (Angehörige einladen, persönliche Gegenstände mitzubringen) und stellen dazu Memory-Fragen: – »Wo in der Steiermark sind Sie aufgewachsen?« – »Möchten Sie mir Ihren Heimatort auf der Landkarte zeigen? Oder suchen wir gemeinsam Ihre Heimatgemeinde?« – »Welche Gefühle, Emotionen, Erinnerungen kommen z. B. bei den Fotos, beim Kürbis, beim Maiskolben usw.?« – Bei persönlichen Fotos wieder hinterfragen: »Wer ist auf dem Foto abgebildet, wo wurde das Foto aufgenommen usw.?«
Ausklang	Sie bedanken sich für die gemeinsame Zeit, das persönliche Gespräch, die Lebensgeschichte(n) des Menschen. Gehen Sie nochmals auf die 4 Säulen der Begegnung ein. Beschreiben Sie den weiteren Tagesablauf und beziehen Sie den Bewohner mit ein, z. B.: »Möchten Sie heute baden oder duschen?« »Welchen Badeduft möchten Sie heute nehmen?« »Was möchten Sie heute anziehen?« »Auf welche Farben haben Sie heute Lust?« »Was ist Ihre Lieblingskleidung, Ihre Lieblingsfarbe usw.?«

- Achten Sie gerade bei Menschen mit demenzieller Beeinträchtigung auf die Dauer der Einheiten: Meist reichen 10 bis 15 Minuten vollkommen aus, eine Gruppenstunde über 60 Minuten kann eine Überforderung darstellen.
- Geben Sie den Menschen Zeit für Worte, Gefühle und Geschichten.
- Vermeiden Sie Aktivierungen zum Thema Krieg, Hunger etc. – beachten Sie die jeweilige Biografie!
- Menschen mit demenzieller Beeinträchtigung fühlen sich in Großgruppen verloren, das bedeutet, im Bereich Demenzstufe eins bis zwei kann noch in kleinen Gruppen gearbeitet werden. Ab Ende der Demenzstufe 2 sollten Menschen mit demenzieller Beeinträchtigung in Einzelbetreuung betreut, gefördert und aktiviert werden.
- Achten Sie auf Überforderung, aber bei klar orientierten Menschen auch auf Unterforderung!

Reflexion

Halten Sie Beobachtungen, Entwicklungen, Veränderungen bei den Bewohnern fest. Legen Sie Ihr Augenmerk am Anfang auf psychische Veränderungen, da sich meist in diesem Bereich sehr vieles verändern, entwickeln kann.

In ▶ Kap. 8 und ▶ Kap. 9 finden Sie weitere Anregungen und Beispiele für Aktivierungseinheiten.

Exkurs Demenz

Lore Wehner, Ylva Schwinghammer

Die Original-Version dieses Kapitels wurde korrigiert.
Ein Erratum finden Sie unter DOI 10.1007/978-3-662-49799-9_11

L. Wehner, Y. Schwinghammer, *Sensorische Aktivierung*,
DOI 10.1007/978-3-662-49799-9_4,

Das Wort »Demenz« stammt vom lateinischen »dementia« und bedeutet so viel wie »ohne Geist« bzw. »ohne Verstand sein«. Mit Demenz bezeichnet man Störungen auf kognitiver, psychischer und motorischer Ebene, die so schwerwiegend sind, dass der betroffene Mensch in den meisten Aktivitäten im täglichen Leben eingeschränkt wird.

Im Einzelnen sind dies Störungen

- der Gedächtnisleistung, der Konzentration und Merkfähigkeit,
- des Orientierungsvermögens auf räumlicher, zeitlicher und personenbezogener Ebene,
- der motorischen Handlungsfähigkeiten: Abbau, Verlust der Alltagskompetenz, der Selbstständigkeit,
- der Lesefähigkeit, Rechenfähigkeit, der Aufnahme- und Lernfähigkeit,
- des psychischen Verhaltens (Rückzug, Angstzustände, Depression),
- des Tag-Nacht-Rhythmus,
- der Urteilsfähigkeit
- sowie Sprachstörungen, z. B. Wortfindungsstörungen und Störungen der verbalen Ausdrucksfähigkeit.

Ein selbstständiges Leben und Handeln ist nicht mehr oder nur mehr mit Unterstützung möglich. Der Alltag kann nicht mehr alleine bewältigt werden. Das Berufs-, Gesellschafts- und Familienleben wird beeinträchtigt. In der Folge findet der Rückzug von der Familie, von Freunden etc. statt. Die Wohnung oder das Haus wird kaum oder überhaupt nicht mehr verlassen. Die vertraute Umgebung gibt Menschen mit demenzieller Beeinträchtigung Sicherheit und Halt. So können eine neue Umgebung, fremde Personen, unbekannte Geräusche u. v. m. Angst auslösen und den Rückzug beschleunigen. Abbau aller Kompetenzen, wie der Ich-, Sach- und Sozialkompetenz, und damit Abbau der Lebensqualität sind typische Merkmale des Demenzverlaufes.

Angehörige, Familie, Kinder und Freunde sind einer enormen psychischen Belastung ausgesetzt. Der ihnen vertraute Mensch verändert sich auf allen Ebenen, verliert bekannte Wesenszüge, Persönlichkeitsmerkmale. Alles, was einmal selbstverständlich und vertraut war, wird abgelöst durch befremdendes Verhalten, sozialen Rückzug, eine schwierige Kommunikationsebene u. Ä. Durch den Abbau auf der motorischen, kognitiven und psychischen Ebene brauchen Menschen mit Demenz meist »24-Stunden-Betreuung«.

Da auch vertraute Handlungsabläufe wie Zähneputzen, Ankleiden, Kochen usw. nicht mehr alleine bewältigt werden können, besteht die Gefahr der Verwahrlosung, wenn Menschen mit demenzieller Beeinträchtigung zu wenig Aufmerksamkeit geschenkt wird bzw. ihr Verhalten mangels Wissen über den Krankheitsverlauf auf geringes Verständnis stößt und abgetan oder ignoriert wird.

Der Krankheitsverlauf gliedert sich in drei Abschnitte/Stufen:

1. **Stufe der Vergesslichkeit**
   Verminderte Gedächtnisleistung, Zerstreutheit, Schwierigkeiten bei der räumlichen und zeitlichen Orientierung (Gegenstände werden verlegt, Namen und Ereignisse werden vergessen, Bezug zur Jahreszeit, zur Zeit geht verloren), auch psychische Veränderungen sind bereits bemerkbar: ängstliches Verhalten, Depression, Rückzug. Soziale Kontakte werden gemieden. Wortfindungsstörungen werden für die Angehörigen bemerkbar, die Kommunikation wird schwieriger.
   Menschen in der ersten Demenzstufe können anfangs noch alleine leben, sie benötigen im täglichen Leben nur geringe Unterstützung. Mit zunehmendem Demenzverlauf wird immer mehr Hilfestellung benötigt.

2. **Stufe der Verwirrtheit**
   Das tägliche Leben kann kaum mehr selbst organisiert bzw. gestaltet werden. Erinnerungslücken, Auffälligkeiten im sprachlichen und motorischen Bereich, Gefühlsschwankungen, Panikzustände u. v. m. sind Merkmale dieser Stufe. Die Tag-Nacht-Umkehr macht das Zusammenleben mit Menschen mit demenzieller Beeinträchtigung für Angehörige schwieriger. Das Miteinander wird meist zur Belastung auf psychischer, aber auch auf körperlicher Ebene, da Betroffene nun vermehrt Hilfe bei der Körperpflege, im Alltag usw. brauchen. Kommunikation ist bereits sehr schwer möglich, verminderte verbale Ausdrucksmöglichkeiten und Wortfindungsstörungen blockieren meist eine für beide Seiten befriedigende Kommunikation.
   Inkontinenzprobleme treten auf, die Körperkontrolle nimmt ab, Orientierungsprobleme nehmen zu. Alleine zu leben ist kaum mehr möglich, Menschen mit demenzieller Beeinträchtigung sind auf ständige Hilfe angewiesen.
   Neue Situationen bereiten Angst, Panik, beunruhigen. Familienfeiern, Urlaube, Feste im Jahreskreis, wie z. B. Fasching, Geburtstagsfeiern etc., lösen Angstzustände aus. Alles Ungewohnte sollte vermieden werden. Menschen mit demenzieller Beeinträchtigung fühlen sich nur in vertrauter Umgebung wohl und sicher.
3. **Stufe der Hilflosigkeit**
   Demenzstufe 3 ist das Stadium der vollkommenen Hilflosigkeit. Betroffene liegen meist in der Embryonalstellung im Bett, Bewegungsantrieb ist kaum mehr gegeben oder nur sehr gering. Menschen mit einer demenziellen Beeinträchtigung dieser Stufe reagieren meist nur noch auf Schlüsselreize. Körperkontrolle ist nicht mehr vorhanden. Eine vollkommene Pflege rund um die Uhr ist nun erforderlich.
   Dies ist meist der Moment, ab dem die Betreuung zu Hause kaum mehr möglich ist.
   An diesem Punkt brauchen Angehörige besondere Unterstützung. Für die Betroffenen ist meist nur mehr die Betreuung und Pflege in einem Pflegeheim oder professionelle Rund-um-die-Uhr-Pflege zu Hause möglich.

▪ Angehörige

Trauerarbeit ist für viele Angehörige eine Möglichkeit, sich vom geliebten, vertrauten Menschen zu verabschieden. Abschied von einer Person, von Persönlichkeitsmerkmalen, Wesensmerkmalen usw. zu nehmen wird nötig, da die Krankheit Veränderungen in vielen Bereichen bewirkt. Zuletzt ist eine Sterbebegleitung, Trauerarbeit ein wesentlicher Bestandteil einer aktiven und sensiblen Angehörigenbegleitung.

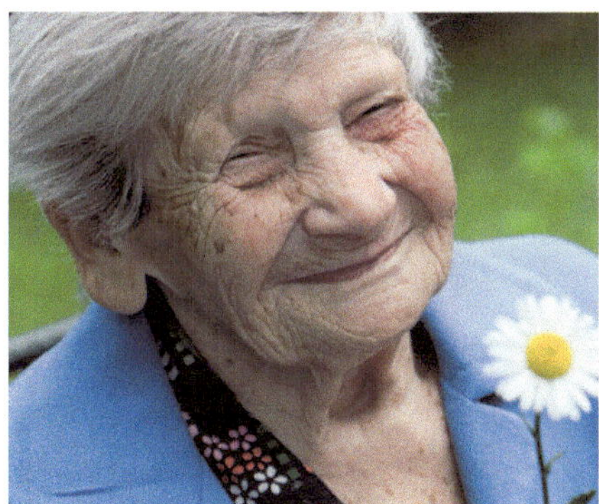

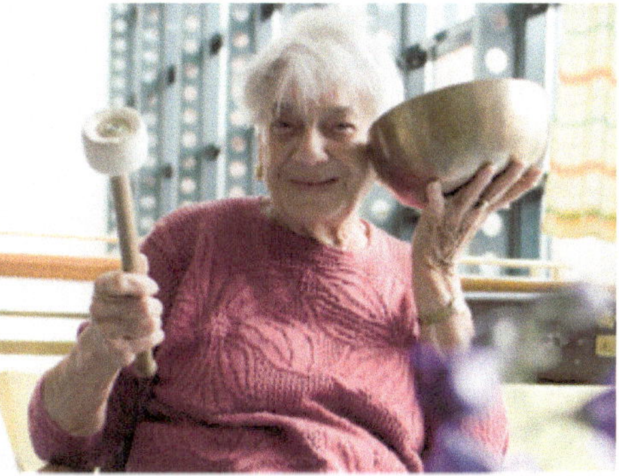

Workshops und Vorträge für Angehörige zu den Themen Pflege zu Hause, Förderung, Aktivierung von Familienmitgliedern und Trauerarbeit werden in Zukunft vermehrt notwendig sein.

Ein wertschätzender Umgang tut den meisten Angehörigen sehr gut, da die Beziehung zu den Betroffenen oft unter dem schlechten Gewissen der Familienmitglieder leidet, die sich Vorwürfe machen, die Betreuung nicht mehr alleine bewältigen zu können. Wichtig ist es, die Angehörigen zu stärken, ihnen für die Zeit, die sie ihr Familienmitglied zu Hause betreut haben, zu danken, ihnen die Kraft zu geben, loszulassen, sagen zu können: »Ich kann die Pflege zu Hause nicht mehr bewerkstelligen, ich brauche Hilfe.« Ist dieser Schritt getan, sollte den Angehörigen bei der Organisation von Betreuung, Förderung und Pflege zu Hause mit so viel Unterstützung wie möglich entgegengekommen werden. Dies beinhaltet auch das Weitergeben der Kontaktadressen von Pflegeheimen, Tageszentren, Selbsthilfegruppen und psychologischen Beratungsstellen in der Umgebung.

Die Prävention des »Pflege-Burnout«, von dem viele pflegende Angehörige betroffen sind, sollte uns ein wichtiges Anliegen sein, damit Menschen mit demenzieller Beeinträchtigung möglichst lange zu Hause betreut und gepflegt werden können.

Literatur

Gatterer G, Croy A (2005) Leben mit Demenz. Praxisbezogener Ratgeber für Pflege und Betreuung. Springer, Wien

Montessori für Senioren

Lore Wehner, Ylva Schwinghammer

Die Original-Version dieses Kapitels wurde korrigiert.
Ein Erratum finden Sie unter DOI 10.1007/978-3-662-49799-9_11

L. Wehner, Y. Schwinghammer, *Sensorische Aktivierung*,
DOI 10.1007/978-3-662-49799-9_5, © Springer-Verlag GmbH Deutschland 2017

Leben bedeutet, jeden Lebensabschnitt mit allen Sinnen zu erleben, zu spüren, wahrzunehmen. Es bedeutet auch, in einem Alten-/Pflegeheim weiterhin selbstbestimmt leben zu können. Bei dem Projekt »Montessori für Senioren« stehen, neben dem Abhalten von Fördereinheiten in Gruppenstunden und Einzelfördereinheiten, vor allem die Gestaltung des Tagesablaufes und des Lebensumfeldes, die emotionale Zuwendung in Pflegesituationen, das bewusste Leben von Ritualen, sowie das Pflegen verschiedenster Feiern im Jahreskreis im Mittelpunkt. Soweit dies in einem Alten-/Pflegeheim möglich ist, werden dabei der Lebensrhythmus des Menschen, seine individuellen Gewohnheiten und Bedürfnisse berücksichtigt.

Neben Maria Montessori, auf deren pädagogische Methodik im Folgenden noch ausführlich eingegangen wird, hat auch die ungarische Kinderärztin Emmi Pikler viele wertvolle Ansätze zu den Themen »beziehungsvolle Pflege«, »Achtsamkeit« und »Behutsamkeit« hinterlassen, die in der Arbeit mit Senioren genauso ihre Gültigkeit haben wie in der Arbeit mit Kindern. Die Leitsätze beider Ärztinnen, Montessori und Pikler, zeigen einen Weg, der menschliche und respektvolle Pflege möglich macht, und bilden so Grundvoraussetzungen für ein ganzheitliches Konzept im Bereich der Aktivierung. Das bedeutet, den Tagesablauf, die Alltagssituationen und Pflegesituationen so bewusst wie möglich zu gestalten, den Menschen mit einzubeziehen, Verantwortung und Selbstbestimmung zu überlassen, ein Leben mit allen Sinnen – angenommen zu werden, so wie man ist, mit all seinen Stärken und Schwächen. Gehen Sie immer von Ihren eigenen Wünschen und Vorstellungen aus: Wie wünschen Sie sich, dass man Ihnen begegnet, wenn Sie in einem Alten-, Pflegeheim leben? Aktivierung hat dort ihren Namen verdient, wo Menschen Selbstbestimmung leben können, wo der Leitsatz von Maria Montessori »Hilf mir, es selbst zu tun« im Alltag umgesetzt wird, wo Achtsamkeit, Behutsamkeit und Respekt sowie emotionale Zuwendung im Alltag vom gesamten Team gelebt und umgesetzt werden.

Montessori im Pflegealltag ist eine Herausforderung an jeden Einzelnen von uns. Es beginnt bei unserer Einstellung den Menschen gegenüber, die es zu betreuen, zu pflegen und zu fördern gilt.

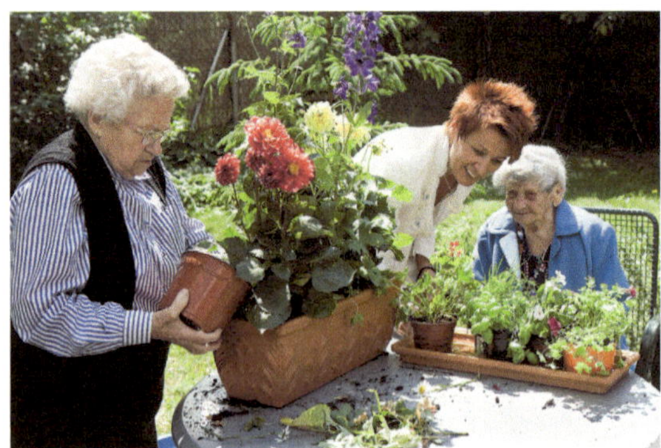

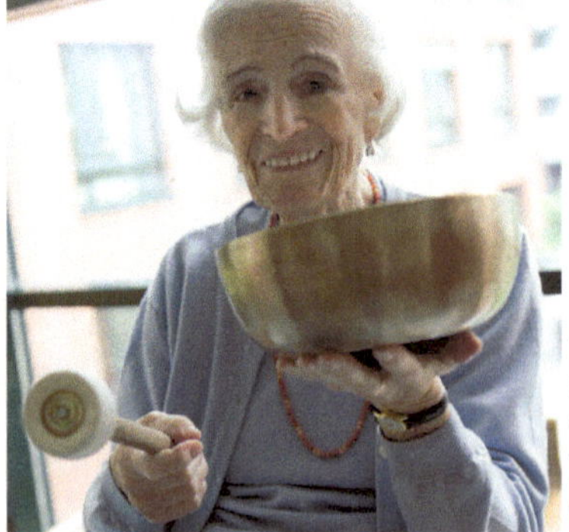

© Cathrine Stukhard

5.1 Exkurs: Maria Montessori und Emmi Pikler

5.1.1 Emmi Pikler

Emmi Pikler (1902–1984) war Kinderärztin in Ungarn und jahrelang Leiterin eines Säuglingsheimes, in dem Säuglinge und Kleinkinder im Alter bis maximal 3 Jahren lebten. Die Kinder wurden in Kleingruppen (max. 8 Kinder) von einer gleichbleibenden, erwachsenen Bezugsperson betreut. Im Gegensatz zu vielen anderen Institutionen kam es im Lóczy-Institut nicht zu sogenannten Hospitalismuserscheinungen, was bald auch international bekannt wurde. Emmi Piklers Ansätze haben Gültigkeit für jeden Menschen jeder Altersgruppe.

Wesentliche Leitsätze der Pikler-Pädagogik

- Liebevolle Zuwendung: Haut- und Blickkontakt
- Ungeteilte Aufmerksamkeit, während man bei der Pflege die Bedürfnisse des Kindes befriedigt
- Freie Entwicklung in einer vorbereiteten Umgebung, Begleitung durch gleichbleibende Bezugspersonen
- Keine Versuche, Entwicklungsprozesse zu beschleunigen – »Gib mir Zeit!«
- Sprachliche Begleitung aller Pflegehandlungen und Aktivitäten – verbale Zuwendung und Aufmerksamkeit
- Selbstbestimmtes Lernen bedeutet selbstbestimmtes Leben im Alter

5.1.2 Maria Montessori

Maria Montessori (1870–1952) war die erste Ärztin Italiens. Nach ihrem Studium arbeitete sie zunächst an der römischen Universitätsklinik mit geistig behinderten Kindern und widerlegte die damals vorherrschende Meinung, dass diese nicht lernfähig seien. Später leitete sie das erste Kinderhaus Italiens, das »Casa di Bambini« für Straßenkinder, deren Eltern meist in Fabriken beschäftigt waren.

Unter Einbringung von Sinnesmaterialien in Kombination mit medizinischen Erkenntnissen entwickelte sie eine pädagogische Methode, mit der sie in ihrer Arbeit als Dozentin an der Lehrerbildungsanstalt und Direktorin eines heilpädagogischen Instituts in Rom beachtliche Erfolge erzielte – sowohl bei den geistig behinderten Kindern als auch später in ihrer Arbeit mit gesunden, aber unterprivilegierten Kindern. Die Veröffentlichung ihres Buches *Selbsttätige Erziehung im frühen Kindesalter* sorgte dafür, dass ihre Erkenntnisse sehr rasch Verbreitung fanden, und gab ihr die Möglichkeit, ab 1913 in vielen Ländern der Welt Vorträge zu halten, in denen sie ihre Methodik vorstellte und weitergab.

Eckpfeiler der Montessori Pädagogik

- Arbeit mit einfachen Bau- und Spielelementen, die den selbstständigen Forscherdrang animieren sollen
- Ruhezeiten und gemeinsame Mahlzeiten, um soziale Lernprozesse anzuregen und den Kindern zu vermitteln, dass sie »Teil eines großen Ganzen« sind
- Eher beobachtende Distanz der Erzieher, die eine Störung des Lernprozesses durch den Einfluss der Erwachsenen verhindern soll – »Hilf mir, es selbst zu tun!«

5.2 Maria Montessoris Pädagogik und ihre geragogische Umsetzung

Maria Montessoris Pädagogik unterteilt sich im Wesentlichen in die folgenden 7 Gebiete, die im Anschluss noch näher, vor allem auf ihren Einsatz im geragogischen Bereich ausgerichtet, vorgestellt werden:

1. Übungen des täglichen Lebens
2. Sinnesbereich
3. Sprache
4. Mathematik
5. Kosmischer Bereich
6. Musischer Bereich
7. Religiöser Bereich

5.2.1 Übungen des täglichen Lebens

Mit der Übersiedlung in ein Alten- oder Pflegeheim geben die meisten Menschen viele ihrer gewohnten Tätigkeiten auf. Während der Eingewöhnungsphase, des Vertraut-werdens mit einer neuen Umgebung, neuen Menschen, einem neuen Tagesablauf entsteht bei vielen Menschen ein Abhängigkeitsgefühl. Selbstvertrauen, Selbstbewusstsein und Selbstbestimmung werden rasch abgebaut und aufgegeben. Die Lebensqualität verringert sich in rasendem Tempo, viele Menschen verlieren in der Folge ihren Lebenswillen und ihre Eigenmotivation.

Wenig Zeit, geringe emotionale, behutsame, achtsame und respektvolle Zuwendung in Pflegesituationen, bei Pflegehandlungen bewirken, dass Menschen aller Altersgruppen sich aufgeben, keine Eigenverantwortung übernehmen möchten, zu keiner Mitarbeit bereit sind. Das bewusste, aktive und regelmäßige Durchführen von Übungen des täglichen Lebens kann diesen negativen Entwicklungen entgegenwirken und führt so letztendlich, neben den vielen positiven Auswirkungen auf den zu betreuenden Menschen, auch zu einer Erleichterung der Arbeit und somit Entlastung für das Umfeld und das Pflegepersonal.

Einteilung der Übungen

- **Zum Aufbau sozialer Beziehungen:** Kontaktfähigkeit, Gesprächsbereitschaft, Toleranz entwickeln für andere
- **Zur Pflege der eigenen Person:** Hände waschen, frisieren usw.
- **Zur Pflege der Umgebung:** z. B. innerhalb des Alten-, Pflegeheimes, im Garten bei der Blumenpflege, Fenster putzen, Kehren des Fußbodens
- **Zur Bewegungsübung:** Koordinationsübungen, Förderung der Handgeschicklichkeit (ist bei allen Übungen gegeben), der Grobmotorik und Feinmotorik, Sturzprävention, usw.

Mögliche weitere Ziele

- Bewahrung von Selbstständigkeit, Selbstbewusstsein, Selbstvertrauen und der Ich-Kompetenz
- Erhaltung der Lebensqualität
- Aufgaben übernehmen, Verantwortung tragen
- Aktivierung der Eigenaktivität, Selbstvertrauen, Selbstbewusstsein und Selbstwertgefühl bleiben durch eigenständiges Arbeiten erhalten
- Innere Zufriedenheit, Ausgeglichenheit

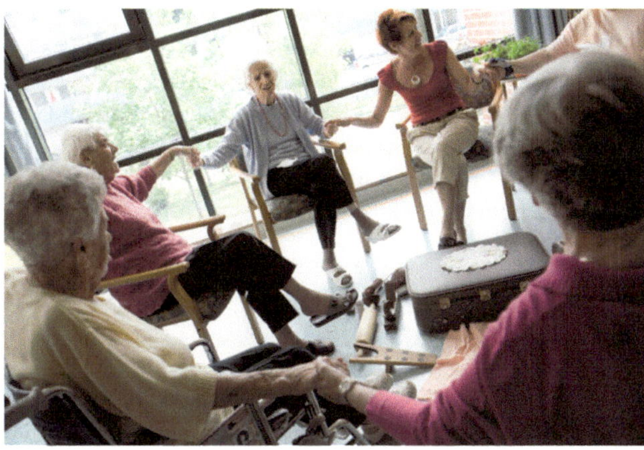

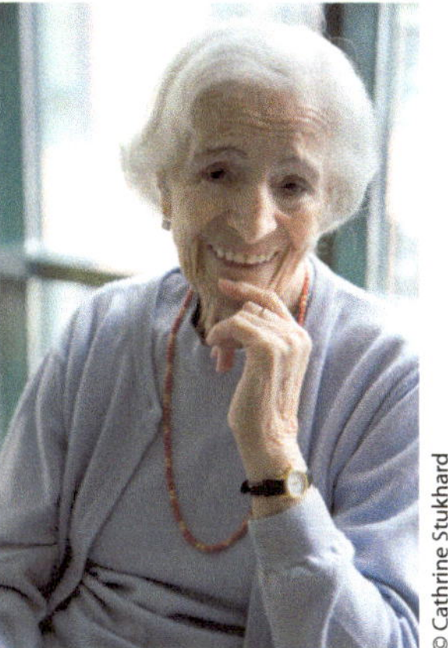

- Gewohnte Tätigkeiten weiterhin ausüben
- Gedächtnistraining über Sinnes- und Wahrnehmungsempfindungen
- Lebensfreude bewahren
- Positive Lebenseinstellung, positives Denken
- Bewahrung der Unabhängigkeit von Betreuern und Pflegern
- Erhaltung grob- und feinmotorischer Fähigkeiten, Fertigkeiten und Bewegungsabläufe
- Konzentration und Ausdauer stärken
- Soziale Verantwortung für die eigene Person, Mitbewohner und Zimmernachbarn übernehmen
- Selbstbestimmtes Leben

5.2.2 Sinnesbereich

Im Alltag werden unsere Sinne täglich geschult, täglich mit neuen Eindrücken und Wahrnehmungen angeregt. Wie sieht es aber aus, wenn wir nicht mehr mobil sind, nicht mehr unseren über viele Jahre hinweg gewohnten Alltagsrhythmus haben, wenn wir nicht mehr über Wiesen spazieren, im Fluss waten und den Jahreszeitenablauf mit all seinen Farben, Gerüchen und Eindrücken wahrnehmen können? Im Bereich eines Alten-, Pflegeheimes oder Krankenhauses wird zunächst täglich der Geruchssinn angeregt. Viele uns bis dahin nicht bekannte Gerüche erreichen unser Sinnesorgan. Nicht immer sind diese Gerüche angenehm. Nur noch selten riechen, fühlen, sehen, schmecken wir Dinge, die uns im Haushalt, beim Einkauf, im Beruf oder in der Familie begleitet haben. Unsere Sinne sind wenig gefordert und neigen dazu, abzuschwächen und zu verkümmern.

Sinnesförderung ist gleichzusetzen mit Lebensqualität. Sie bereichert, bringt ein positives Lebensgefühl in den Alten- und Pflegealltag und bewirkt ein bewusstes Auseinandersetzen mit sich und seiner Umgebung und seinem Leben. Sinnesanregungen bedeuten auch Gedächtnistraining. Viele Eindrücke, Erlebnisse, Gefühle und Emotionen sind im Gehirn abgespeichert. Sie können sehr oft durch die Arbeit mit Sinnesmaterialien wieder abgerufen werden. So erzählte z. B. ein ehemaliger General bei der Arbeit in der Sandwanne von Erlebnissen am Strand, im Krieg und in Pisa. Der Geruch von Zitronen wiederum regte eine Dame an, von ihrem

Spaziergang durch einen Zitronenhain zu erzählen. Im Langzeitgedächtnis abgespeicherte Erlebnisse, Erinnerungen und Eindrücke kommen durch Anregung der Sinne wieder zutage. Ein positiver Nebeneffekt ist der Ansporn zur Kommunikation und die dadurch stattfindende Belebung sozialer Kontakte. Sehr oft bahnt sich in diesen Situationen ein Gespräch, ein Erfahrungs- und Erlebnisaustausch, ein Miteinander oder sogar eine neue Freundschaft an.

Materialien zur Sinnesförderung gibt es von Maria Montessori sehr viele. Ein großer Teil davon lässt sich aber auch mit wenig Aufwand selbst relativ einfach herstellen.

Einteilung der Sinnesmaterialien

Es gibt Materialien für Übungen zur Unterscheidung von Gerüchen, Farben, Formen, Materialeigenschaften und Oberflächenbeschaffenheit, Gewichten, Dimensionen, Geschmacksunterschieden, Wärmeleitfähigkeit, Geräuschen und Tönen, die jeweils mehrere Sinne ansprechen (können).

Basissinne

1. Taktiler Sinn
2. Vestibulärer Sinn
3. Propriozeptiver Sinn

Erweiterte Sinne

Olfaktorischer, gustatorischer, auditiver, visueller und stereognostischer Sinn

Allgemeine Ziele

- Förderung der olfaktorischen, gustatorischen, auditiven, visuellen, stereognostischen Sinne
- Gedächtnistraining über die Sinnessysteme
- Eigenmotivation durch den hohen Aufforderungscharakter der Materialien
- Interesse, Neugierde, Freude am Tun
- Konzentration, Ausdauer
- Soziale Kompetenz – miteinander, nicht nebeneinander!
- Berühren, spüren, wahrnehmen, hören, schmecken, riechen u. v. m. = Lebensqualität
- Förderung der Handgeschicklichkeit, der Feinmotorik
- Arbeiten in der Körpermitte, meist über die Körpermittellinie – Gehirnarbeit

5.2.3 Sprache

In der Arbeit mit Menschen aller Altersgruppen muss uns bewusst sein, dass Sprache auch von unserem täglichen Umgang, Leben und Vorleben, unseren Kommunikationsformen, -fähigkeiten und -techniken abhängt. Besonders wichtig auf diesem Gebiet ist es, Eigenreflexion zu betreiben. Folgende Fragen sollte man sich dazu regelmäßig stellen:

Spreche ich langsam, klar und deutlich? Passe ich meine Lautstärke meinem Gegenüber an?

Bieten wir genügend Situationen an, damit sich Bewohner oder Patienten ihre Sprachfähigkeit, Sprachgewandtheit und sprachlichen Ausdrucksformen bewahren?

- **Allgemeine Ziele**
  - Förderung kognitiver Fähigkeiten
  - Gedächtnistraining, Sprachtraining
  - Soziale Kompetenz – Kontakt zu Mitbewohnern, Familie und Umwelt aufrechterhalten, Sprache als wichtiges Medium für Sozialisation und Integration
  - Kommunikationsmöglichkeiten und -formen trainieren (verbale/nonverbale Techniken)
  - Teilhaben am gesellschaftlichen Gruppenleben und aktives Mitglied sein
  - Wünsche, Bedürfnisse, Beschwerden ausdrücken, sich mitteilen können
  - Erhaltung der Lebensqualität
  - Selbstbestimmung steht in enger Verbindung mit sprachlichen Ausdrucksmöglichkeiten

5.2.4 Mathematik

Vom ersten Schütten im Sandkasten, vom Beginn des Erfahrens und Erlebens von Mengenbegriffen an, z. B. beim Spiel mit Steinen, wenn Kinder ihre Schätze zu teilen beginnen etc., begleitet uns Mathematik mehr oder weniger intensiv ein Leben lang. Im Alltag, ob beim Einkaufen, bei der Erledigung von Bank- bzw. Geldangelegenheiten, beim Bau oder der Renovierung eines Hauses, war der Bezug zu Zahlen und Geld ständig gegeben. Beim Umzug in ein Alten-, Pflegeheim verliert dieses Thema jedoch meist schnell seine Wertigkeit, das Gefühl für die Relation von (Geld-)Mengen geht verloren. Viele alte Menschen haben sich jedoch ihre Rechenfertigkeiten, das Multiplizieren, Dividieren, Wurzelziehen, Quadrieren usw. bewahrt. Diese Fähigkeiten sind Schätze, die man nicht verkümmern lassen, sondern gezielt fördern sollte. Vielen Senioren fehlen im Alltag Gelegenheiten, ihr Gehirn zu beschäftigen und zu trainieren, sie empfinden sich als unterfordert und in weiterer Folge als »nutzlos« und »unfähig«. Möglichkeiten, dem entgegenzuwirken, wären etwa: einzelnen oder mehreren Personen Aufgaben für die Gruppe übertragen, wie z. B. Einkaufengehen für eine Mahlzeit, Nachmittagskaffee oder eine Kochaktivität, Verwaltung des Geldbetrags mit anschließender Abrechnung, oder auch das Stellen von mathematischen Aufgaben und Rätseln, die, je nach kognitiven Fähigkeiten, von leicht bis sehr schwierig angeboten werden können.

- **Allgemeine Ziele**
  - Bewahrung kognitiver Fähigkeiten,
  - Gedächtnistraining: Forderung bewirkt Förderung,
  - Bewahrung der Selbstständigkeit, z. B. bei mobilen Personen beim Einkaufen,
  - Erhaltung des Selbstbewusstseins, des Selbstvertrauens, der Selbsteinschätzung – Ich-Kompetenz,
  - Den Bezug zum Wert des Geldes nicht verlieren,
  - Kennenlernen/Auseinandersetzen von/mit Mathematikmaterial von Maria Montessori = Wissensvermittlung,
  - Motivation durch den hohen Aufforderungscharakter des Materials,
  - Selbstkontrolle spielt bei diesen Aktivitäten eine große Rolle, was wiederum das Selbstbewusstsein stärkt.

> **Fehler vor anderen zuzugeben sowie Beispiele kontrollieren zu lassen, wirkt meist demotivierend.**

5.2.5 Kosmischer Bereich

> Alle Dinge sind Teil des Universums, miteinander verbunden, um eine große Einheit zu bilden. (Montessori 1988)

Der kosmische Bereich, zu dem u. a. Biologie und Geografie gehören, ist spannend, abwechslungsreich und sehr attraktiv für aktive Seniorenarbeit. Gerade für ältere Menschen besteht oft ein hoher Anreiz, sich mit diesen Themengebieten, die zeigen können, dass wir alle Teil eines großen Ganzen sind, auseinanderzusetzen.

In diesem Zusammenhang soll auch auf die Möglichkeit von Ausgängen und Exkursionen, geleiteten Experimenten und anderen Aktivitäten, bei denen die engere und weitere Umwelt eines Alten-, Pflegeheimes miteinbezogen werden kann, hingewiesen werden. Kann der Mensch selbst nicht mehr an Exkursionen und Ausgängen teilnehmen, dann sollte Information und Wissen zu ihm kommen. Motivieren Sie Museumsmitarbeiter, eine kleine Ausstellung im Alten-, Pflegeheim zu veranstalten, laden Sie einen Künstler, einen Biologen oder Astronomen ein, um ein bestimmtes Thema aufzuarbeiten. Mobile Angebote könnten gerade im Bereich der Altenpflege eine Bereicherung für alle Beteiligten darstellen.

Anschauungsmaterialien sollten immer in die Betreuungseinrichtung mitgenommen werden, behandelte Themen sollten aufgearbeitet und nachbereitet werden (dazu z. B. die Möglichkeit von Büchereien nutzen, Workshops veranstalten, Gesprächs- und Erzählrunden nach einem Ausgang anbieten). Alle interessierten Bewohner an Eindrücken, Erlebnissen, Erfahrungen usw. teilhaben lassen und Wissensvermittlung über verschiedenste Sinnesebenen betreiben. Dadurch wird Wissen abgespeichert und verankert. Menschen, die nicht mehr mobil sind, aber alle geistigen, kognitiven Fähigkeiten besitzen, in Projekte miteinbeziehen.

Ziele

- Wissensvermittlung
- Erfahrungsaustausch – Gesprächsbereitschaft anregen
- Förderung kognitiver Fähigkeiten
- Gedächtnistraining
- Zusammenhänge erkennen und erforschen
- Die Stellung des Menschen im Kosmos erkennen und anerkennen
- Alltagsbezogene, reale Erfahrung z. B. im Bereich Natur machen (Ausgänge, …)
- Begeisterungsfähigkeit anregen – auch im Alter eine wunderschöne Aufgabe
- Lebensumfeld erweitern (vom Innen- oder Außenbereich des Alten-, Pflegeheimes bis zu Museen, Parks oder Sternwarte usw.)
- Steigerung der sozialen Kompetenz (bei Ausgängen aufeinander achten, Verantwortung für die eigene Person aber auch für andere Personen übernehmen)
- Raum-/Umweltorientierung
- Auge-/Fuß-Koordination etc.

5.2.6 Musischer Bereich

Gerade durch Musik gelingt es oft leichter, unmotivierte, inaktive und teilnahmslose Menschen wieder zum aktiven Leben zu bewegen und dazu zu bringen, Eigenverantwortung und Eigenmotivation zu entwickeln. Musik verbindet nicht nur, sie ist für viele eine Art Therapie. (Glücks-)

Gefühle, Erlebnisse, Erfahrungen, Eindrücke kommen bei vielen Menschen zutage, wenn sie Lieder und Melodien aus ihrer Jugend hören, Musik, mit der sie aufgewachsen sind und oder mit der sie besondere Erlebnisse verbinden. Nicht immer sind die dadurch abgerufenen Erinnerungen und Emotionen positiver Natur. In diesen Situationen kann die Fähigkeit des aktiven, emphatischen Zuhörens, aber auch die emotionale Zuwendung sowie sanfter Körperdruck, z. B. Hand auf die Schulter legen, Hand halten etc., wieder entspannen.

Da Musik meist automatisch in Bewegung umgesetzt wird, werden neben der Erinnerungsarbeit bzw. dem dadurch stattfindenden Gedächtnistraining zwei weitere wichtige Bereiche stimuliert, die für Lebensfreude und Lebensqualität ausschlaggebend sind: körperliche Aktivität und Kommunikation, und damit soziale Interaktion.

Gute Motivationsträger sind z. B. Klanggeschichten, musikalische Phantasiereisen, Musik aus anderen Ländern, musikalische Schwerpunkte, z. B. Klassik oder Jazz, und gezielte Angebote, z. B. die 50er-Jahre. Für körperlich fitte ältere Menschen empfiehlt sich der Einsatz von Seniorentänzen, für Bewohner im Rollstuhl eignen sich Sitztänze und Improvisationen mit Material (z. B. Seidentüchern).

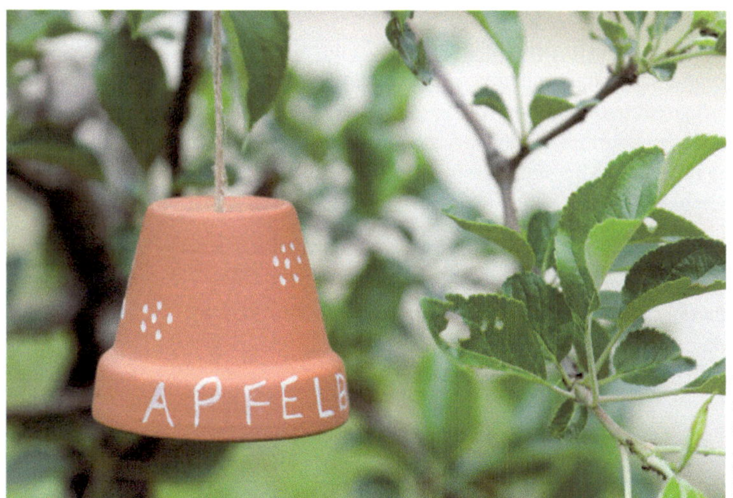

Bei der Festgestaltung im Jahreskreis ist der Einsatz von Liedern und Musik selbstverständlich. Institutions- und generationsübergreifende Aktionen, wie ein Laternen- oder Frühlingsfest, mit einem nahe gelegenen Kindergarten sind einfach zu organisieren und für alle Beteiligten in der Regel ein schönes Erlebnis, von dem Alt und Jung nur profitieren können. Wir sollten uns die Wichtigkeit dieser Art von Projektarbeit ins Bewusstsein rufen und den vergleichsweise geringen Aufwand der Umsetzung nicht scheuen, da letztlich eine solche Veranstaltung auch für uns als Betreuende und Organisatoren eine willkommene Abwechslung im (Berufs-)Alltag darstellt und damit neue Motivation mit sich bringt.

Ziele

- Spaß und Lebensfreude durch Musik
- Gedächtnistraining
- Anregung motorischer Aktivität

- Koordinationsübung bei Tanz- bzw. Bewegungsabläufen
- Phantasie, Kreativität bei Tanzimprovisationen
- Offenheit für alle Musikrichtungen wecken
- Wissensvermittlung von Rock bis Klassik, z. B. anhand eines Musikrätsels
- Ich- und Sozial-Kompetenz fördern
- Orientierung im Raum (Raumlageübungen)
- Partnerübungen: Führen – Folgen
- Verantwortung übernehmen
- Musikalische Fähigkeiten, musikalische Begabungen fördern, hervorholen, wiederentdecken
- Arbeit mit Instrumenten (viele Bewohner haben Musikinstrumente gespielt)
- Freies Improvisieren, Erleben von Rhythmus, Bewegung, Lebensfreude und deren Wirkung auf die psychische Befindlichkeit des Bewohners

5.2.7 Religiöser Bereich

Dieser Punkt ist ein sehr persönlicher, deshalb nur wenige Worte zum Thema. Bedenken Sie, auch wenn Sie selbst nicht religiös sind, dass der Glaube vielen Menschen Kraft und Halt gibt, in schwierigen Situationen oder bei Krankheit Mut machen kann. Für an Religionen interessierte Menschen könnten Montessoriarbeiten zu diesem Thema wichtig und lohnend sein. Ein Vorschlag für eine solche Einheit wäre, die Religionen dieser Welt mittels Bild- und Wortmaterial aufzuarbeiten.

Zum Nachdenken
- Wie sieht die momentane Entwicklung zum Thema Glaube aus?
- Wie ist die gesellschaftliche, familiäre und politische Entwicklung?

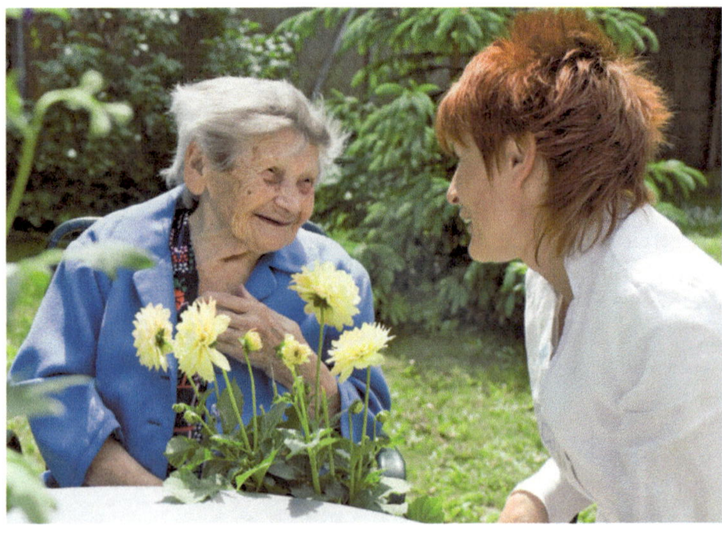

5.3 Einsatz von Montessoriübungen in der Aktivierung

Im folgenden Kapitel finden Sie alles Wissenswerte zur Durchführung von Montessoriübungen mit Senioren. Einen umfangreichen Fundus an Beispielen für die Übungen des täglichen Lebens können Sie dem Praxisteil dieses Buches entnehmen. Nähere Informationen, Beispiele bzw. Bestellmöglichkeiten von Montessori-Material finden Sie auf einschlägigen Webseiten, wie z. B. www.montessori-material.de,www.montessori-express.de, www.ws-montessori.at oder www.pruefl.com. Viele dieser Materialien müssen aber nicht extra erworben, sondern können relativ einfach und günstig selbst hergestellt werden.

Der Mensch – egal welcher Altersgruppe – steht bei der Arbeit mit Montessori im Mittelpunkt des Geschehens. Die intensive Auseinandersetzung mit dem Material und der eigenen Person hat einen positiven Nebeneffekt auf viele körperliche und seelische Bereiche. Bei inniger und aufmerksamer Beschäftigung mit den Übungen kann so bereits nach kurzer Zeit eine positive Auswirkung auf die Psyche beobachtet werden, es wird ein »Im-Gleichgewicht-Sein«, »Bei-sich-Sein«, »Zufrieden sein«, »Sich angenommen fühlen mit all seinen Stärken und Schwächen«, »Vertrauen zu sich, aber auch zu seiner Umgebung haben können« bewirkt. Durch das bewusste Tun, das Zur-Ruhe-Kommen usw. entsteht ein anderer Zugang zum Thema, der sich auch auf die soziale Kompetenz auswirkt und sich etwa in einer größeren Offenheit anderen gegenüber bemerkbar macht.

5.3.1 Die Bedeutung der Konzentration – Polarisation der Aufmerksamkeit

Die Fähigkeit zur Konzentration ist nicht nur für die Entwicklung des Kindes von entscheidender Bedeutung, sondern auch im Alten-/Pflegebereich Voraussetzung für aktives, motiviertes, ruhiges und bewusstes Arbeiten. Eine Polarisation der Aufmerksamkeit ist nicht automatisch gegeben. Sie ist weder beim Kind noch beim alten Menschen selbstverständlich und hängt von den unterschiedlichsten Voraussetzungen ab, wird jedoch bereits durch die spezifische Beschaffenheit der Montessori-Materialien gefördert. Für Sie als Betreuer ist es, ob in der Arbeit mit Montessori-Material oder bei den Übungen des täglichen Lebens, in erster Linie wichtig, neben der Bereitstellung einer angemessenen Umgebung (beachten Sie hierzu auch die nächsten Abschnitte »Die vorbereitete Umgebung«, »Darbietung und Lektion« und »Gruppengestaltung und Durchführung«) Geduld zu bewahren und dafür zu sorgen, dass die Auseinandersetzung mit dem Material ruhig, ohne Druck und Stress stattfinden kann.

Übungen und Materialien sollen fordern, aber nicht überfordern. Bei Überforderung und Misserfolgserlebnissen kommt es sehr schnell zum Rückzug. Wichtig erscheint gerade im Alten-/Pflegebereich die Vermittlung der Sinnhaftigkeit der angebotenen Übungen. Die Frage »Warum soll ich das tun?« kommt gerade von älteren Menschen sehr häufig. Auch die Sätze »Brauche ich das denn noch?« oder »Das hat doch keinen Sinn mehr!« sind oft zu hören.

Jedes Tun muss erklärt und der Schwerpunkt sollte eindeutig und klar vermittelt werden. Eigenantrieb und Eigenmotivation, wie sie bei Kindern meist automatisch gegeben sind, müssen beim alten Menschen in vielen Fällen erst geweckt werden. Nur dort, wo auch der Wille zum Mitmachen vorhanden ist, kann konzentriertes Arbeiten möglich werden.

5.3.2 Die vorbereitete Umgebung

Die Anwendungsbereiche von Montessori, wie die Übungen des täglichen Lebens, die Sinnesmaterialien und das kreative Gestalten, bedürfen einer gut durchdachten, vorbereiteten, dem Alter, Lebensabschnitt, Krankheitsbild und den kognitiven und motorischen Fähigkeiten entsprechenden Umgebung.

Dabei gilt: Weniger ist oft mehr! Das heißt, zunächst lieber wenige Materialien anbieten, jedes Material sollte nur einmal vorkommen. Konzentration hängt von der Qualität ab, nicht von der Quantität. Unbedingt sollte aber auch ein Unterangebot (zu wenig an Materialien) vermieden werden. Dem leitenden Betreuer wird in diesem Bereich viel Einfühlungsvermögen abverlangt, ständige Reflexion und eine gute Beobachtungsgabe sind dabei sehr wichtig.

Der Ordnungsrahmen ist für jede Altersgruppe von großer Bedeutung. Das bedeutet, dass bei jeder Übung jedes Material nach der Tätigkeit wieder in die vorherige Ausgangsposition und somit zur ursprünglichen Ordnung zurückgeführt werden muss. In vielen Fällen ist hier Hilfe notwendig! Nur, wo strukturierte Ordnung herrscht, können intensive Auseinandersetzung, Verinnerlichung und bewusstes Erleben stattfinden.

5.3.3 Darbietung und Lektion

Der Betreuer zeigt den gesamten Handlungsablauf einer Übung. Meist ist diese Darbietung ohne Worte eindeutiger und verständlicher, da die Aufmerksamkeit so auf die Handlung selbst und nicht auf die begleitenden Worte gelenkt wird.

Bei Patienten mit demenzieller Beeinträchtigung hingegen können der Erfahrung nach wenige klare, eindeutig formulierte Worte zu einer Lektion sehr hilfreich sein, dies kann individuell abgestimmt werden. Nach der Darbietung, wenn der Beobachter die Lektion verstanden hat, übergibt der Betreuer das Material den Senioren und lässt sie alleine damit arbeiten. Er beobachtet aus der Entfernung, ob die Lektion verstanden wurde. Wenn dies nicht der Fall ist, macht er nicht auf Fehler aufmerksam, sondern zeigt die gesamte Übung noch einmal vor.

Die Senioren sollen angeregt und ermutigt werden, sich von sich aus mit dem Material auseinanderzusetzen. Daher: Keinen Zwang oder Druck ausüben, es gilt das Prinzip der Freiwilligkeit!

Ist die Handhabung einer Übung sicher und sind die Handlungsabläufe gefestigt, kann mittels Darbietung eine neue Variation angeboten werden. Nach der intensiven Auseinandersetzung mit dem Material erfolgt in der Arbeit mit Kindern die Erklärung der Lektion mit Worten. Hier unterscheidet sich die Arbeit mit Kindern und Senioren eindeutig. Die Begleitung mit Worten ist bei Senioren und Menschen mit besonderen Bedürfnissen viel früher notwendig, da sie die Sinnhaftigkeit ihres Tuns erfahren und erklärt bekommen wollen. Erst wenn der Sinn erkannt ist, ist auch die Motivation gegeben. Die Lektionen werden in der Arbeit mit Kindern meist einzeln gezeigt. Dies ist in der Regel nur bei der Arbeit mit Patienten mit demenzieller Veränderung und Menschen mit besonderen Bedürfnissen notwendig, bei geistig gesunden Senioren kann darauf verzichtet werden.

5.3.4 Gruppengestaltung und Durchführung der Übungen

Zu einer vorbereiteten Umgebung zählt auch das Abstimmen der zu betreuenden Gruppe. Überlegungen zur Gruppengröße und -zusammenstellung, aber auch zu Organisation und Vorbereitung im Vorfeld der Einheit sind ausschlaggebend für das Gelingen einer Übung.

Einige Beispiele:

- Wie viele orientierte und desorientierte Menschen, Patienten mit demenzieller Beeinträchtigung, Personen mit anderen Krankheitsgeschichten nehmen an diesen Einheiten teil?
- Kenne ich die Lebens-/Krankengeschichte des zu begleitenden Menschen? Das ist eine der Voraussetzungen für die Schaffung einer alters- und lebensorientiert vorbereiteten Umgebung.
- Bei orientierten, aktiven Menschen kann eine Gruppengröße bis acht Personen noch gut überschaubar sein.
- Bei Menschen mit einer Seh-/Hörschwäche oder bei Patienten mit demenzieller Beeinträchtigung hingegen reichen meist zwei bis vier Personen.
- Auch Einzelarbeit ist bei vorhin genannten Menschen von Vorteil. Von der Einzelarbeit ausgehend kann es aber später auch zu Gruppenarbeiten kommen.
- Wie groß ist der Raum, der zur Verfügung steht?
- Gibt es Hilfe und Unterstützung durch andere Betreuungspersonen oder Bewohner?
- Wie ordne ich Tische an, damit auch Rollstuhlfahrer alle Materialien erreichen.
- Wie und wo organisiere ich mir Material und wer bezahlt es?
- Ist es möglich, bettlägerige Menschen zu betreuen? Aktivierung sollte auch zum Menschen kommen.
- Wo können Materialien aufbewahrt werden?
- Besteht die Möglichkeit, einen Montessoriraum oder -bereich im Haus zu gestalten?
- Stimmt die Tischhöhe, um Verspannungen im Schulterbereich zu vermeiden? Die Idee eines höhenverstellbaren Tisches wäre umsetzbar!

5.3.5 Material

Einteilung der Sinnesmaterialien

Materialien zur Unterscheidung von Gewichten, Gerüchen, Farben, Formen, Dimensionen, Geräuschen und Tönen, Geschmacksunterschieden, Temperaturleitfähigkeit, Wärmequalitäten, Oberflächenbeschaffenheit und Strukturen

Montessori-Material und Eigenschaften

- Die spezielle Eigenschaft jedes einzelnen Materials wird hervorgehoben, bewusst gemacht. Erfahren über die Sinne – Isolation einer spezifischen Eigenschaft.
- Material fordert auf, regt an, weckt das Interesse. Besonders die Hände sind ein wichtiges Werkzeug beim Erfahren der Eigenschaften.
- Bei gesunden, geistig vitalen Menschen kann auf sprachliche Begleitung verzichtet oder nur mit wenigen Worten begleitet werden.
- Nicht klar orientierte Menschen und Menschen mit demenzieller Beeinträchtigung benötigen klare, eindeutige, gut strukturierte Anweisungen.
- Konzentration auf die Eigenschaft des Materials bei einer gut vorbereiteten Umgebung ergibt sich automatisch. Weitere ablenkende Materialien aus dem Blickfeld entfernen.

5.3.6 Montessori – Achtsamkeit im täglichen Leben

Wichtig bei allen Angeboten ist die Einstellung dem einzelnen Menschen gegenüber. Wir sollten aktive Beobachter sein und nach dem Grundsatz Maria Montessoris »Hilf mir, es selbst zu tun« nur dann Hilfestellung geben, wenn sie wirklich notwendig ist. Ungeduld ist hierbei fehl am Platz. Der Betreuer ist ein sensibler, wertfreier Begleiter auf dem Weg zu mehr Selbstbewusstsein und Ich-Kompetenz. Bis die Aktivierung der Eigenverantwortung und der Selbsttätigkeit (wieder) erreicht wird, ist meist viel Geduld und Ausdauer nötig.

Menschen, die sich mit Maria Montessori auseinandergesetzt haben, gehen meist offener durch das Leben. Sie werden sensibler, achtsamer und können überzeugend Veränderungen bewirken.

In den meisten Alten-/Pflegeheimen stehen auf den Gängen oder auf Tischen meist gut zentriert große Krüge mit Getränken wie Tee oder Saft. Haben Sie schon einmal versucht, diesen Krug vom Rollstuhl aus zu erreichen?
Haben Sie schon einmal versucht, diesen vollen Krug zu heben?
Haben Sie versucht, aus dieser Position in ein kleines Glas Flüssigkeit einzuschenken?
Sie werden erleben, welch schwierige Aufgabe Sie damit zu bewältigen haben.
Bei sensiblem Blick ist eindeutig, dass der Krug schon ungefüllt zu schwer ist. Er ist im gefüllten Zustand für Hände, die vielleicht in der Handgeschicklichkeit und Kraftdosierung nicht mehr so sicher sind, einfach nicht zu bewältigen.
Aus Angst, Saft oder Tee zu verschütten, meiden viele Menschen diese Krüge, dabei wissen wir doch alle, wie wichtig Flüssigkeit für unseren Körper ist.

Verbesserungsvorschläge

- Montessoriübung »Schütten und Gießen«
- Gleichzeitig auf den erwähnten Tischen kleine Krüge bereitstellen. Meist genügen drei bis vier gefüllte Krüge oder Kannen.
- Die Lebensqualität wird mit dieser einfachen Veränderung enorm verbessert!

Achtsamkeit in der täglichen Arbeit und die Fähigkeit zum Beobachten und – wo nötig – Verbesserungsvorschläge einzubringen, sind Teil unserer Aufgabe!

5.3.7 Zielplanungen

Einen hohen Stellenwert sollte es haben, in der Aktivierung immer wieder unterschiedlichste und vielfältigste Übungen des täglichen Lebens anzubieten. Es ist gerade bei dieser alltagsbezogenen Aktivierungsmethode eine hohe Motivation bei fast allen Bewohnern oder Tagesgästen zu beobachten. Der Erfolg dieser Methode scheint darin zu liegen, dass hier alltägliche Fähigkeiten trainiert werden, es hier kaum Versagensängste gibt und fast alle Teilnehmer ein Leben lang Erfahrungen in diesem Bereich gesammelt und trainiert haben.

Das was ich mein Leben lang jeden Tag gemacht habe, gibt mir Sicherheit, bewahrt mir mein Ich, lässt mich ein Stück normales Leben wieder spüren.

So sollte man für jede gewählte Methode aus dem Montessori-Bereich eine spezielle Zielplanung anlegen (■ Tab. 5.1).

Tab. 5.1 Montessori für Senioren, Übungen des täglichen Lebens: Haupt- und Nebenziele

Hauptziele	Training der Alltagskompetenz Stärkung der Identität Gewohnte Handlungsabläufe und Tätigkeiten aus dem Langzeitgedächtnis abrufen und umsetzen können Biografiearbeit, Erinnerungsarbeit Training für Lang- und Kurzzeitgedächtnis Förderung der feinmotorischen Fähig- und Fertigkeiten Förderung der Augen-Hand-Koordination, Training der Handgeschicklichkeit Steigerung des Selbstwertgefühls Förderung der kommunikativen Fähigkeiten Wir-Bewusstsein der Gruppe stärken Austausch in der Gruppe ermöglichen Freude am Tun wecken Sinnvolles herstellen/produzieren Bezug zum realen Leben aufrecht erhalten
Nebenziele	Förderung der Ich-, Sach- und Sozialkompetenz Erhaltung der Alltagskompetenz Wortfindungstraining Anregung aller Sinne und Systeme Wahrnehmungsförderung Training sozialer Kompetenzen, Fähigkeiten und Ressourcen

Zielplanungen zu folgenden Montessoribereichen sollten Sie sehr genau erklären:

- Übungen des täglichen Lebens
- Sinnesbereich
- Mathematik
- Sprache
- Kosmischer Bereich
- Religiöser Bereich

Literatur

Montessori M (1913) Selbsttätige Erziehung im frühen Kindesalter, nach den Grundsätzen der wissenschaftlichen Pädagogik methodisch dargelegt von Dr. Maria Montessori. J. Hoffmann

Montessori M (1988) Kosmische Erziehung. Herder, Stuttgart

Implementierung des Schwerpunktes Montessori in Institutionen

Lore Wehner, Ylva Schwinghammer

Die Original-Version dieses Kapitels wurde korrigiert.
Ein Erratum finden Sie unter DOI 10.1007/978-3-662-49799-9_11

L. Wehner, Y. Schwinghammer, *Sensorische Aktivierung*,
DOI 10.1007/978-3-662-49799-9_6,

Ein würdevolles Leben im Alter bedeutet, ein **sinnvolles** Leben zu führen. Gewohnte Tätigkeiten, wie z. B. Kaffee mahlen, Tee zubereiten, Silber putzen, Blumenpflege und weitere Übungen des täglichen Lebens, zu denen auch die Körperpflege gehört, sind ein Teil des Konzeptes »Montessori für Senioren« und sollen auch weiterhin den Menschen im Alltag begleiten. Einen Schwerpunkt bildet die Arbeit mit Sinnes- und Fördermaterialien aus dem Alltag, wie z. B. vertraute Gegenstände, ein Erinnerungskoffer, eine Kräuterkiste etc., die eine ganzheitliche Aktivierung sowie eine Erinnerungsarbeit der anderen Art bewirken. Durch intensive Reize kann das Gedächtnis aktiviert werden, die Wortfindung und die verbale Ausdrucksfähigkeit werden angeregt. Die Lebensfreude, die dabei aufkommt, ist spürbar, sichtbar an der Körperhaltung, der Mimik und Gestik. Lachen und Fröhlichkeit begleiten die Gruppen- oder Einzelfördersequenzen. Alle Übungen wirken über mehrere Sinnes- und Wahrnehmungsebenen und haben neben manuellen und mentalen Funktionen auch den Effekt, dass Alltagskompetenz wieder aufgebaut wird und möglichst lange bestehen bleibt.

Die Erhaltung, aber auch die Wiederherstellung der Selbstständigkeit, der **Ich-Kompetenz**, z. B. nach einem Schlaganfall oder einem Sturz, bedeutet die Erhaltung der Lebensqualität im Alter.

Gerade in der Arbeit mit Menschen mit demenzieller Beeinträchtigung stellt die Arbeit mit den Sinnes- und Montessori-Materialien eine neue Möglichkeit der ganzheitlichen Förderung dar. Über das Muskelgedächtnis und die Sinnesebenen werden Reize an das Gehirn gesendet, die bewirken, dass Wörter, Geschichten, Erlebnisse, Gefühle und Emotionen abgerufen werden können. So kann die Wortfindung wieder aktiviert und kurze Sätze formuliert werden. Kommunikationsformen können entstehen, und soziale Erlebnisse dadurch wieder geschaffen werden.

Respektvoller, achtsamer Umgang und emotionale Zuwendung in Pflegesituationen, in Alltagssituationen, bei Fördereinheiten etc. sind Voraussetzungen, damit die Lebensqualität, die Ich-Kompetenz, das Selbstvertrauen, die Eigenaktivität, die Eigenverantwortung der Bewohner in Institutionen, Geriatriezentren, Alten-, Pflegeheimen erhalten bleibt. Auf solch einem Boden ist ein »selbstbestimmtes Leben« im Alter möglich. Das beinhaltet auch das Überdenken und Überarbeiten von vorhandenen Alltagsstrukturen (Essenssituationen und Freizeitangebote) und die bedürfnisgerechte Gestaltung der Lebensräume, auf die in den folgenden Kapiteln näher eingegangen wird (◘ Tab. 6.1).

Auf einen Blick: Montessori für Senioren beinhaltet

- Gestaltung der Alltagssituationen für demente, hochaltrige Menschen nach Maria Montessori
- Gezielte Förder-, Aktivierungsgruppen- und Kleingruppenarbeit, Einzelförderung
- Beziehungsvolle Pflege nach Montessori
- Kurzaktivierung in Pflegesituationen
- Neue Essensformen
- Selbstbestimmung im Alltag
- Fortbildung des Teams
- Workshops für Angehörige, Öffentlichkeitsarbeit

Tab. 6.1 Montessori für Senioren

Beziehungsvolle Pflege	Gezielte Förderung	Schaffung neuer Rahmenbedingungen		
↓	↓	↓		↓
Achtsame Pflegesituation	Gruppen- und Einzelarbeit	Überarbeitung der Tagesstrukturen		Überarbeitung der Dienstformen
↓	↓	↓	↓	↓
Aktivierende Pflege	Sensorische Seniorenbetreuung	Gemeinsames Frühstück	Erhöhung der Lebensqualität	Seniorenbetreuung Min. 40 h/Station
↓	↓	↓	↓	↓
Kurzaktivierung durch das gesamte Team	Aktivierende Freizeitangebote	Mittag- oder Abendessen in Buffetform	Geragogische Lebensraumgestaltung	Fortbildung der Betreuer
↓			↓	
Fortbildung des Teams			Orientierungshilfen — Demenz	

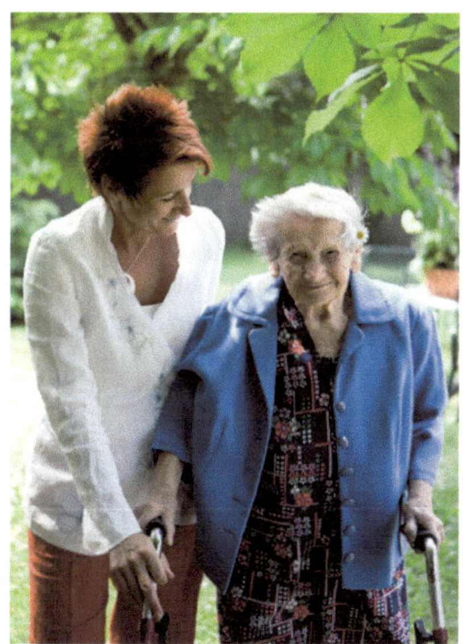

© Cathrine Stukhard

6.1 Lebensraumgestaltung in Alten-, Pflegeheimen, Geriatriezentren und Krankenhäusern

Wenn der Lebensabschnitt, die Krankheit, die Pflegebedürftigkeit es notwendig machen, dass Menschen aus verschiedensten Gründen ihren vertrauten Wohnbereich aufgeben müssen, verändert sich innerhalb von kurzer Zeit ihr gesamtes Leben. Neue Eindrücke, Farben, Gerüche, Speisen, ein neuer Tagesablauf, neue Menschen, neue Regeln, geringe Möglichkeiten des

Rückzuges u. v. m. stürmen auf den Menschen ein. Innerhalb kurzer Zeit ist nur mehr geringe Selbstbestimmung möglich. Auch bei längeren Aufenthalten in Krankenhäusern und Geriatriezentren bleibt die Sehnsucht der Menschen nach freundlich gestalteten Räumen, Rückzugsbereichen, Orten der Kommunikation, Selbstbestimmung etc. erhalten.

Wenn man bestehende Situationen betrachtet, wird man feststellen, dass die meisten Abläufe für die Betroffenen fremdbestimmt vor sich gehen, und kaum Möglichkeiten zur Selbstbestimmung geboten werden. Ausnahmen gibt es hierbei am ehesten in Formen des betreuten Wohnens (in Wohngemeinschaften oder speziellen Seniorenwohnungen) und Tageszentren zur Entlastung pflegender Angehöriger. In anderen Institutionen sind z. B. das Mitbringen vertrauter Einrichtungsgegenstände und die Mitgestaltung des eigenen Lebensbereiches meist aus »Sicherheitsgründen« nicht möglich. Auf vertraute Bilder, Teppiche, Bettwäsche, Lieblingsgegenstände sollte man jedoch in keiner Betreuungseinrichtung verzichten müssen. Überdenken Sie die momentanen Hygiene- und Brandschutzvorschriften. Natürlich ist Brandschutz wichtig, Hygiene ebenfalls, aber wo bleibt der Mensch, wenn er keinerlei Möglichkeit hat, Vertrautes, Persönliches und Individuelles in seinen Lebensbereich einzubringen?

Ein Leben wie zu Hause, in familiärer Atmosphäre, mit vertrauten Möbeln, gewohntem Geschirr etc. wäre insbesondere im Bereich der Pflege von Menschen mit demenzieller Beeinträchtigung wünschenswert, denn Gewohntes bedeutet Vertrauen, sich wohlzufühlen, daheim sein. Dies wiederum erleichtert die Betreuung der Betroffenen und den Umgang miteinander maßgeblich. Das beginnt bei vertrauten Düften, wie z. B. Seife, Duschgel, Haarshampoo, Parfum, und der Verwendung des gewohnten Waschmittels, was Menschen mit demenzieller Beeinträchtigung, gerade in der Erholungsphase des Schlafens, merklich beruhigt.

Fragen sie sich ganz bewusst: Was wünschen Sie sich, wenn Sie alt sind und in einem Alten-, Pflegeheim oder Geriatriezentrum leben? Würden Sie nicht auch wollen, dass Vertrautes bleibt, damit Sie sich sicher und geborgen fühlen können? Möchten Sie Ihren Lebensbereich nicht selbst gestalten, selbst bestimmen können (z. B. die Farbe der Wände usw.)? Oder möchten Sie Ihren Lebensabend in einer »hygienebestimmten« Umgebung verbringen, wo die Sicherheit mehr zählt als der Mensch, das Wohlbefinden, die Vertrautheit, die Geborgenheit? Gerade Pflege- und Demenzstationen sollen Geborgenheit ausstrahlen und den Menschen vermitteln: Du bist hier zu Hause!

Veränderung beginnt bei uns, dabei, dass wir jetzt mit einer Veränderung beginnen. Sie beginnt damit, dass wir die momentane Situation überdenken und daran arbeiten, dass Achtsamkeit und behutsamer Umgang in Alten-, Pflegeheimen selbstverständlich und zu einem wesentlichen Qualitätskriterium in der Pflege werden, wenn wir selbst im Alter in einer gemütlichen Umgebung gepflegt werden wollen.

»Sauber, satt und still« – keiner von uns möchte in einem solchen Rahmen alt werden. Bewirken Sie Veränderung im **Hier und Jetzt** und nicht erst in 20 Jahren, denn wünschenswert ist es für uns alle, dass wir uns auch im Alter wohl- und geborgen fühlen und von Vertrautem umgeben sind.

6.1.1 Gestaltung allgemeiner und persönlicher Räume

Schlüpfen Sie in die Rolle des Beobachters und gehen Sie nachfolgende Punkte bewusst durch!

Halten Sie Klebesticker (Post-its) und einen Stift bereit und gehen Sie durch Ihre Station, Ihr Tageszentrum etc. Sehen Sie sich Gangbereiche, Gemeinschaftsräume, Baderäume und den Lebensbereich der Bewohner genau an:

- Was gefällt Ihnen, wenn Sie die Station betreten, was nicht?
- Schreiben Sie Positives, aber auch Negatives auf einen Zettel und hängen Sie diesen dort auf, wo er gerade passend ist.
  (Diese Methode eignet sich auch für aktive Teamarbeit, z. B. jedes Teammitglied bekommt Klebezettel in einer eigenen Farbe.)
- Betreten Sie den Lebensbereich Ihrer Bewohner. Fühlen Sie sich wohl?
- Wenn nicht, was löst Unbehagen aus, was fehlt Ihnen, was würden Sie gerne verändern, damit Sie sich wohl fühlen?
- Wiederum: Aufschreiben und im jeweiligen Bereich aufhängen.
- Betreten Sie Gemeinschaftsräume, Gangbereiche bewusst in der Rolle des Besuchers. Fragen Sie sich, welchen Eindruck habe ich als Gast, was gefällt mir, was nicht?
- Setzen Sie sich mit der Farblehre auseinander: Farben sollten in den verschiedenen Bereichen bewusst eingesetzt werden.
- Die Bewohner sollten auch im Innenbereich den Jahreszeitenablauf erleben können. Ist diese Möglichkeit gegeben? Könnten Sie, wenn Sie es nicht wüssten, anhand von Hinweisen, wie Anschauungsmaterial auf den Gängen, Blumenschmuck, Dekoration etc., die Jahreszeit erraten?
- Sind genügend Rückzugsmöglichkeiten, z. B. um in Ruhe ein Buch zu lesen etc., vorhanden?
- Sind Möglichkeiten der Begegnung und Kommunikation, Treffpunkte für Bewohner gegeben?

Gehen Sie Ihre Ergebnisse gemeinsam mit dem Team, Ihren Kollegen durch und versuchen Sie, dort, wo es nötig erscheint, Verbesserungen anzuregen und umzusetzen. In den nachfolgenden Kapiteln finden Sie zahlreiche Vorschläge und Impulse für die Gestaltung der verschiedenen Stations-, Lebens- und Wohnbereiche. Auch die Angehörigen der Bewohner und die Bewohner selbst können immer wieder in die Lebensraumgestaltung mit einbezogen werden.

6.1.2 Die Gangbereiche – Treffpunkt, Kommunikation, Rückzug

Die Gangbereiche dienen meist als Treffpunkt für Kommunikation und Begegnung, zur Pflege der sozialen Kontakte. Insbesondere in Einrichtungen mit Mehrbettzimmern wäre es allerdings auch wünschenswert, wenn auf den Gängen Rückzugsbereiche für die Bewohner vorhanden wären, gemütliche Ecken und Nischen, die alleine oder gemeinsam mit anderen genutzt werden können. Die Gangbereiche sollten einladend wirken, das Gefühl des Willkommenseins und Geborgenheit ausstrahlen.

Warme, freundliche Farben und der Jahreszeit entsprechende Dekorationselemente sollten das Bild dieser Bereiche prägen. Die Bewohner sollten den Jahreszeitenablauf innerhalb der Gänge miterleben können, dies kann neben der Dekoration auch durch das Anbringen einer Jahreszeitentafel (► Abschn. 6.1.9, »Orientierungshilfen im Alltag«) erreicht werden. Auch für das Anbringen weiterer (schön gestalteter) Orientierungs- und Informationstafeln ist der Gangbereich der ideale Ort.

6.1.3 Zimmer der Bewohner

Beziehen Sie den Bewohner beim Einzug soweit wie möglich in die Gestaltung des neuen Lebensbereiches mit ein. Motivieren Sie auch (insbesondere bei Menschen, die selbst nicht mehr aktiv mitgestalten können) die Angehörigen, einen Beitrag zu leisten. Nehmen Sie ihnen nicht alles ab, die Verantwortung für die Angehörigen bleibt auch nach dem Umzug in eine Institution aufrecht. Eine vertraute, angenehme Atmosphäre erleichtert die Eingewöhnung und schafft eine gemütliche Wohnsituation, in der sich die Bewohner wohlfühlen können.

Schön wäre es, wenn Sie zumindest zwei bis drei der folgenden Fragen mit »Ja« beantworten könnten. Versuchen Sie gemeinsam mit dem Team, der Heim- und Stationsleitung, eine Umgebung zu schaffen, in der möglichst viel Platz für Vertrautes und Individuelles bleibt:

- Kann der Bewohner bei der farblichen Gestaltung des Lebensbereiches mitbestimmen?
- Kann der Bewohner Bilder, Fotos usw. aufhängen?
- Sind persönliche Gegenstände willkommen (z. B. Lieblingspolster, Lieblingsdecke, Blumen usw.)?
- Können Lieblingsmöbel mitgebracht werden (z. B. Lieblingssessel, Lampen u. v. m.)?

Gestalten Sie ein Infoblatt zum Thema Eingewöhnung und Lebensraumgestaltung, in dem festgehalten wird, was mitgebracht werden kann und wie sich Angehörige in der Einzugsphase einbringen können und teilen Sie dieses im Vorfeld aus.

6.1.4 Badebereiche: Baderituale, Badeoase – ein Ort der Entspannung

Betreten Sie ganz bewusst die Badezimmer und die Badebereiche, die außerhalb der Lebensbereiche der Bewohner liegen. Meist sind gerade die Gemeinschaftsbaderäume die »Stiefkinder« der Stationen. Viele dieser Badebereiche werden zusätzlich als Lager benützt. Fragen Sie sich, wie Sie sich einen Raum wünschen würden, wenn Sie gebadet werden und von Hilfe abhängig sind? Möchten Sie in einer Umgebung baden, in der Material gelagert und oft sogar der Müll gesammelt wird? Was würden Sie dabei empfinden, wie würde es mit Ihrem Selbstwert aussehen?

Baden sollte gut tun und neben Körperpflege Entspannung in angenehmer Umgebung bedeuten. Gestalten Sie die Badebereiche bewusst, vermeiden Sie sichtbare Materialansammlungen und Müllberge. Eine Duftlampe, Pflanzen und Lichterketten verschönern und dekorieren, entspannende Musik und vorgewärmte Handtücher schaffen eine wohltuende Atmosphäre. Den meisten Menschen ist eine angenehm warme Raumtemperatur beim Baden wichtig. Achten sie darauf, dass der Raum vorgeheizt ist, und verwenden Sie, wenn nötig, zusätzliche Heizstrahler.

Ein pflegebedürftiger Mensch, der gebadet wird, braucht Geborgenheit, Vertrauen, langsame, behutsame Hände. Agieren Sie ohne Zeitdruck und Stress. Schaffen Sie Baderituale, verwenden Sie einmal ein Ölbad, ein anderes Mal ein Duft- oder Schaumbad. Lassen Sie die Bewohner, wenn möglich, mitbestimmen und beziehen Sie sie in die Wahl des Duschgels, Badezusatzes, Haarshampoos etc. mit ein.

6.1.5 Der Speiseraum – familienähnliche Gemeinsamkeit

Gemeinsam essen, sich unterhalten und einander begegnen sind wichtige Fixpunkte des Tagesablaufs in Alten-, Pflegeheimen. Der Speiseraum ist meist das Zentrum der Station und sollte daher gemütlich, in freundlichen, hellen Farben eingerichtet und mit Bildern, Tischschmuck, Tischdecken etc. dekoriert sein. Auch die Größe und Anordnung der Tische ist wichtig (beachten Sie dabei auch Menschen mit Gehhilfen bzw. im Rollstuhl). Um eine familienähnliche, überschaubare Situation zu schaffen, ist es ideal, wenn zwischen vier und acht Personen an einem Tisch sitzen.

Insbesondere im Bereich der Essenssituationen sollte von den Bewohnern höchstmögliche Selbstbestimmung gelebt werden können. Das heißt, jeder sollte sich sein Essen selbst holen oder zumindest entscheiden können, wie viel er essen möchte. Tätigkeiten wie Tische decken, Geschirr abräumen, eventuell Tischplatten abwischen, sollten von aktiven Bewohnern so lange wie möglich selbstständig ausgeführt werden, um die Alltagskompetenz zu erhalten. Etwas vorzeitig abzunehmen, bedeutet, den Menschen zu schwächen, seine Fähigkeiten und Kompetenzen verkümmern zu lassen.

Auch bei der Dekoration des Speiseraumes können die Bewohner aktiv mit eingebunden werden, diese kann beispielsweise im Rahmen der Montessorieinheiten gemeinsam hergestellt und angebracht werden (▶ Kap. 8, »Stundenbilder«).

6.1.6 Gemeinschaftsräume – Treffpunkte, Orte der Begegnung, Kommunikation und Pflege der sozialen Kontakte

Für die Gemeinschaftsräume gelten im Wesentlichen dieselben Gestaltungskriterien wie für die Gangbereiche (ansprechende farbliche Gestaltung, Bilder, Vorhänge, gemütliche Sitzgelegenheiten, der Jahreszeit entsprechende Dekoration). Schaffen Sie zusätzlich Bereiche, die schwerpunktmäßig genutzt werden können, wie einen Lesebereich, einen Medienbereich mit Fernseher, DVD-Player und Videorekorder, einen Kreativbereich (wahlweise auch eine Werk-, Bastel- und Malecke), Entspannungs- und Rückzugsbereiche, sowie eine Kaffee-, Tee- und Genussecke.

Wie im Gang kann auch in den Gemeinschaftsräumen jeweils ein Jahreszeitenbereich eingerichtet werden, in dem sich neben einem Kalender auch Fotos, Bilder oder Dekorationselemente zum jeweiligen Monat bzw. zur jeweiligen Jahreszeit finden. Auf den Wänden können Fotos von Festen, Ausflügen und anderen Aktivitäten der letzten Zeit ausgestellt werden.

Für die Rückzugs- und Entspannungsbereiche wären eine Hängeschaukel, Schaukelstühle oder eine Hollywoodschaukel empfehlenswert. Schaukeln bedeutet ins Gleichgewicht kommen, entspannen. Die Wirkung auf das psychische und körperliche Wohlbefinden können Sie selbst feststellen, wenn Sie sich auf eine Schaukel setzen und bewusst das Schwingen erleben.

6.1.7 Die Familienecke – ein Ort zum Wohlfühlen, der Geborgenheit und der Gemeinschaft – »wie zu Hause«

Ein spezieller Gemeinschaftsbereich ist die Familienecke, in der sich Bewohner mit ihren Angehörigen treffen können. Kommt Familie zu Besuch, so spielt sich die Begegnung meist im Lebensbereich, sprich im Zimmer der Bewohner ab, wo jedoch sehr oft auch noch ein zweiter

Mensch lebt. Schaffen Sie einen gemütlichen Bereich außerhalb des Zimmers, z. B. im Gangbereich, in einer gemütlichen Ecke oder in einem der Gemeinschaftsräume.

Solange wir zu Hause leben, bedeutet Besuch für uns Bewirtung, Austausch, Gemütlichkeit, Kommunikation und Unterhaltung. Die Familienecke soll Bewohnern und Besuchern die Möglichkeit bieten, eine familienähnliche Situation zu erleben, sich zu treffen und in angenehmer Atmosphäre beisammenzusitzen. Es wäre schön, wenn Sie den Familien hierzu die Möglichkeit bieten, Kaffee selbst zu kochen und Lieblingskuchen, Lieblingstorten oder andere Lieblingsspeisen für eine gemütliche Mahlzeit mitzubringen. Eine weitere Möglichkeit wäre, dass man bei Ihnen auf der Station Kuchen und Kaffee für bestimmte Anlässe bestellen kann (Verrechnung mit der Küche).

Angehörige und Bewohner können die Familienecke für Besuche nützen oder sie sozusagen reservieren, wenn ein Geburtstags- oder Familienfest gefeiert werden soll.

Einrichtungsgegenstände für die Familienecke: alte Kredenz, Tisch mit vier Stühlen, Tischdecken und schönes Geschirr, Blumen, Bilder, Teppich, eventuell Kaffeemaschine und Wasserkocher.

Schön wäre es, wenn die Möbel und Teppiche aus der Jugend- bzw. Familienzeit der Bewohner stammen würden. Motivieren Sie Angehörige, an der Einrichtung der Familienecke mitzuwirken und z. B. alte Möbelstücke aus dem Keller oder den ehemaligen Wohnbereichen der Bewohner oder ein schönes Kaffeeservice, das von ihnen nicht benötigt wird, zur Verfügung zu stellen.

6.1.8 Ein Garten für alle Sinne – Erinnerungsarbeit im Garten

Auch der Außenbereich (Garten, Park) von Alten- und Pflegeheimen ist Teil der Lebenswelt der Bewohner und kann, entsprechend der im letzten Kapitel behandelten Gestaltung von Lebensräumen, nicht nur ein Pol der Ruhe und Entspannung, sondern auch ein Ort der Begegnung, des Austausches und des gemeinsamen Tuns und somit ein Quell der Lebensfreude sein. Eine bewusste, aktive, gemeinsame Gestaltung des Gartenbereichs trägt maßgeblich zur Verbesserung der Lebensqualität der Bewohner bei. Stationsübergreifend, zusammen mit Angehörigen und eventuell in Kooperation mit einem nahen Kindergarten, Schülerhort o. Ä. ergibt sich die Möglichkeit, aus dem »Garten für alle Sinne« ein Projekt für Generationen werden zu lassen.

Der nachfolgende Text enthält Ideen und Anregungen zur Gartengestaltung, basierend auf den bisherigen Erfahrungen des Projektes »Ein Haus für Generationen entsteht« im Haus St. Barbara, Wien.

▪ Vorschläge zur Gartengestaltung

- Thementröge bzw. -beete:
  - Teich-Biotop: Tröge mit Wasserpflanzen bestückt
  - Bauerngarten: Bepflanzung nach der Tradition der Bauerngärten
  - Rosengarten: Duftrosen in unterschiedlichen Farben
  - Kräutergarten: Kräuterspirale im Trog oder Kräutertöpfle, -beete anlegen
  - Blumenwiese: Schmetterlingswiese, Blumenwiesensamen und Setzlinge
  - Gemüsegarten: Tomaten, Kürbisse, Gurken, Zucchini, grüne Bohnen
  - Erdbeergarten: immertragende Erdbeeren können das ganze Jahr den Garten bereichern
  - Weingarten: Weinstock im Trog, eventuell mehrere Sorten
  - Lavendelgarten: unterschiedlichste Lavendelsorten im Trog/Beet

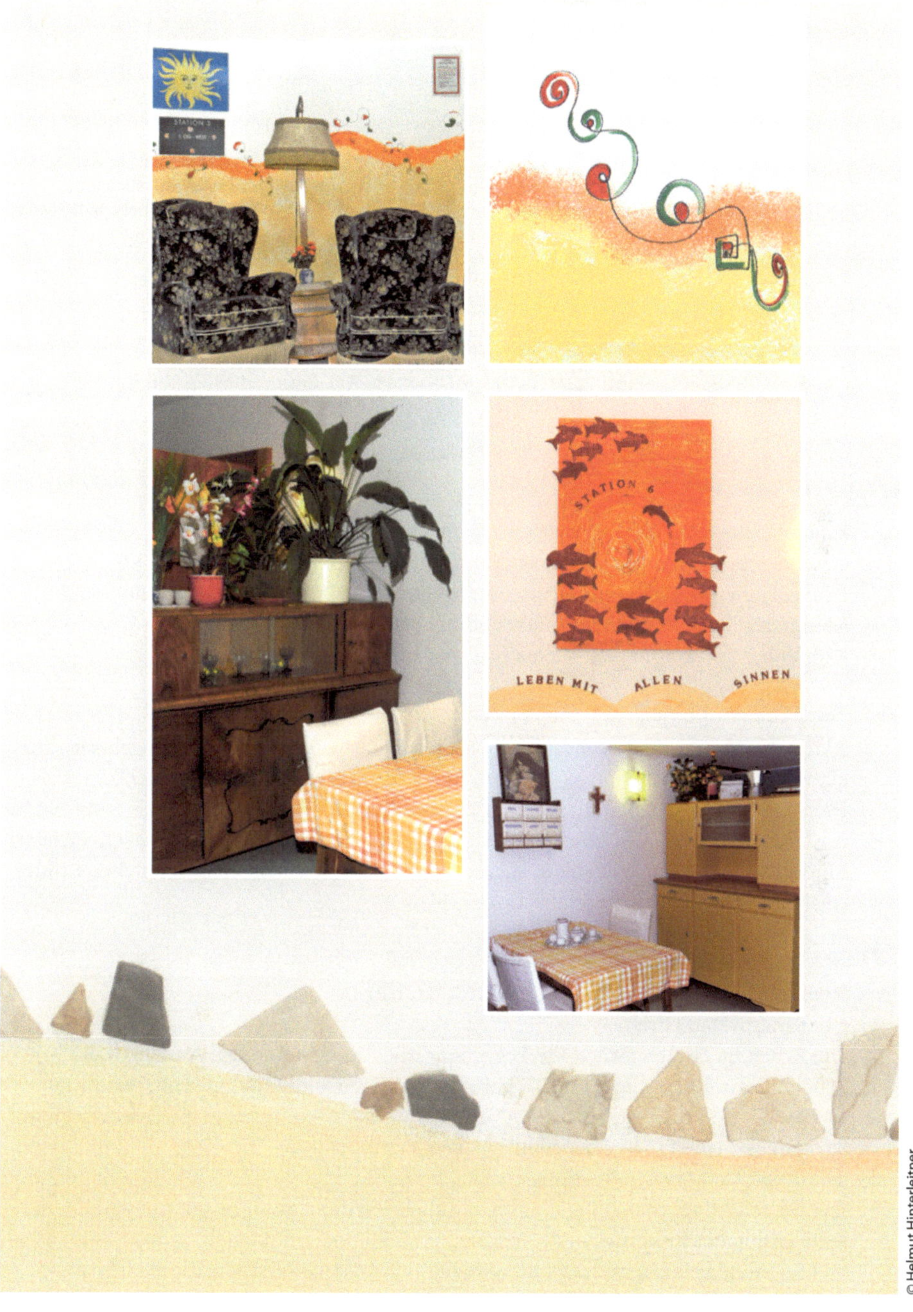
STATION 6
LEBEN MIT ALLEN SINNEN

Tab. 6.2. Anregung der Sinne

Gustatorischer Sinn	Kosten, Schmecken des Gemüses, Obstes usw.
Olfaktorischer Sinn	Unterschiedlichste Gerüche (Duft der Blumen, Sträucher, …) wahrnehmen, unterscheiden und zuordnen
Visueller Sinn	Von der Blüte zur Frucht: farbliche Veränderungen, Wachstum beobachten, Erntezeit feststellen, ernten, im Haus auf den Stationen verarbeiten; Beobachten der Tierwelt, die sich um Kleinbiotope und Kleinstgärten ansammelt
Taktiler Sinn	Tasten, Fühlen: Anregung der Tiefensensibilität, Anregung der Gehirnaktivität durch das Berühren, das Spüren der Früchte usw.
Auditiver Sinn	Klangspiele im Garten, Vogelgezwitscher, Froschgequake im Biotop
Propriozeptiver Sinn	Anregung der Tiefensensibilität der Haut durch Berührung, Druck usw.
Vestibulärsystem	Sturzprävention im Garten durch Bewegungsimpulse; Gartengestaltung als Bewegungsanreiz; Training des Gleichgewichtssinnes u. v. m.

- Kinderspielbereich, Bewegungsbaustelle im Garten
- Geschmackvolle Klang- und Windspiele als Dekorationselemente
- Bänke, Hollywoodschaukeln, Gartenmöbel etc. in der Nähe der Tröge/Beete und des Kinderspielbereichs zum Verweilen und Beobachten
- Holzlauben etc. können mit Clematis oder Wein berankt werden

Tipps zur Umsetzung

- Aktive Angehörigenarbeit: Rechtzeitig Informationsmaterial austeilen, Angehörige zur aktiven Mitarbeit motivieren (Anlegen, Bepflanzung, Gestaltung der Beete/Tröge). Eventuell gemeinsames Gartenfest zur Eröffnung.
- Kosten für Kies, Erde, Tröge inklusive Unterbau von den Haustechnikern berechnen lassen.
- Eine »Bewegungsbaustelle« als kostengünstige Alternative zum herkömmlichen Kinderspielplatz (Bretter, Reifen, Schläuche etc.) planen.

Ziele

- Anregung der Sinne durch den Garten (Tab. 6.2)
- Gemeinsam statt einsam
  Die Arbeit im Garten fördert die Begegnung, die Aktivität und den Austausch der Mitwirkenden (Bewohner, Angehörige, Kinder). Zusammen wird etwas geplant, gestaltet und umgesetzt, es wird etwas geschaffen, auf das man stolz sein kann, und wenn die Zeit reif ist, kann man die Früchte der gemeinsamen Arbeit ernten.
- Therapie-, Demenz-, Erinnerungsgarten
  Der Garten ist neben der Sinnesanregung auch Teil der aktiven Erinnerungsarbeit und Aktivierung der Bewohner:
  - Die jeweiligen Tröge oder Beete werden mit Schildern versehen, die das Thema vorstellen und die enthaltenen Pflanzen benennen.
  - Um Erinnerungsarbeit bewusst zu leben, wird ein Gartenrundgang (»Gedächtnisweg«, »Weg der Sinne«) angelegt. An den einzelnen Stationen (Tröge, Beete) werden Memory-Fragen angebracht, z. B.: »Woran erinnert Sie der Bauerngarten?«, »Welche Bilder, Gefühle und Emotionen löst der Bauerngarten bei Ihnen aus?«, »Wann sind Sie

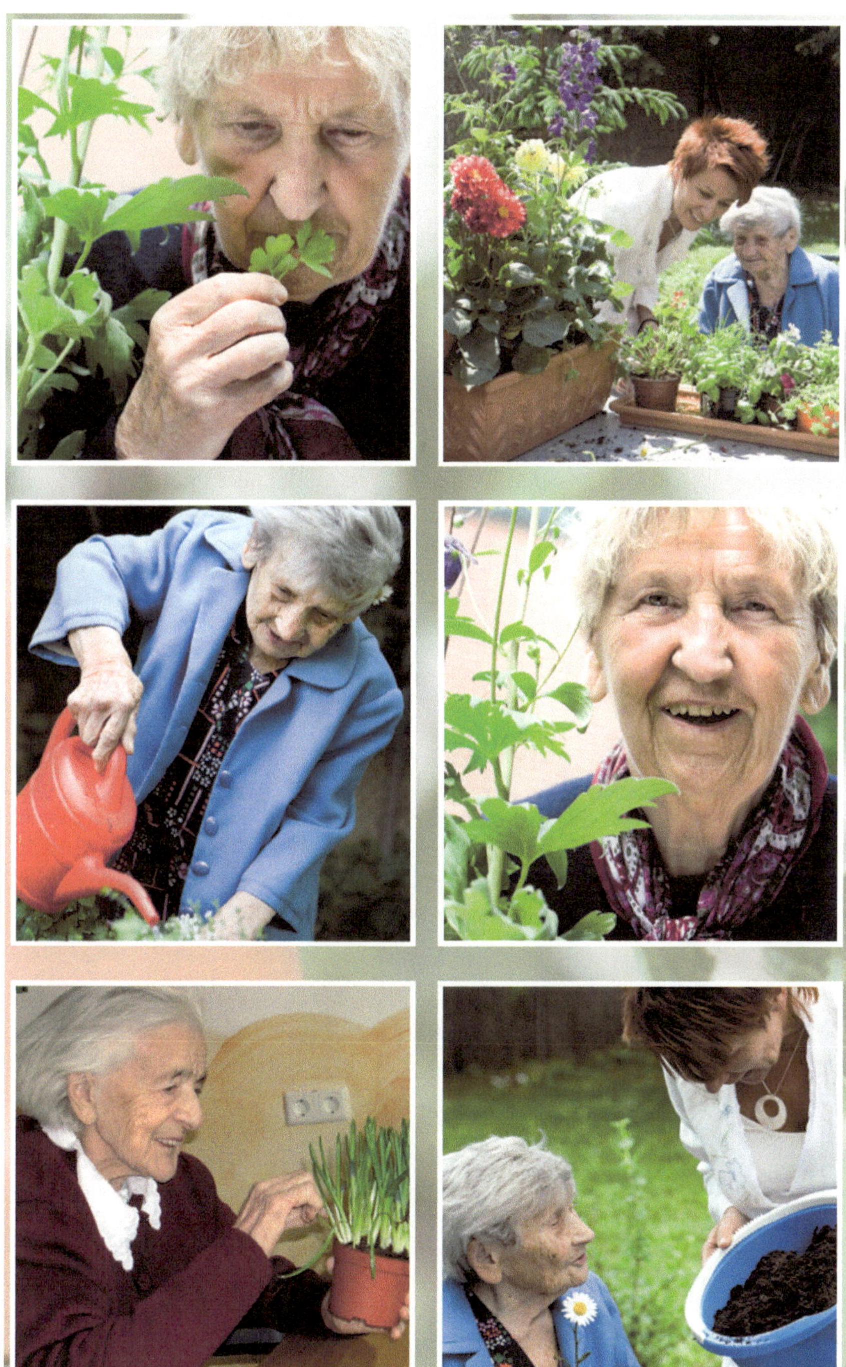

barfuß über eine Blumenwiese gelaufen?«, »Welche Blumen haben Sie auf einer Blumenwiese gepflückt?«, »Können Sie sich erinnern, wo Sie das erlebt haben?«

6.1.9 Orientierungshilfen im Alltag

Orientierungshilfen geben hochaltrigen Menschen mit demenzieller Beeinträchtigung Sicherheit und Halt. Sie erleichtern das Zurechtfinden im neuen oder bereits vertrauten Lebensbereich, auf der Station, im Zimmer, in der Wohngemeinschaft etc. Besonders bei Menschen mit demenzieller Beeinträchtigung ist es wichtig, immer Worte und Bilder als Orientierungshilfe anzubieten.

Achten Sie bei allen Schildern und Tafeln auf eine angemessene Schriftgröße, diese sollten auch von Bewohnern mit Sehschwäche gelesen werden können.

Die Ideen und Fotos im folgenden Kapitel sollen Sie anregen, gemeinsam mit Ihrem Team Orientierungshilfen auf Ihrer Station, in Ihrem Tageszentrum oder Ihrer Wohngemeinschaft zu entwickeln, die Ihren Vorstellungen entsprechen. Die Fotos sind dabei lediglich als Impuls gedacht. Es ist nicht nötig oder erwünscht, auf allen Stationen die gleichen Tafeln usw. anzubringen. Gerade auch in der persönlichen, individuellen Ausführung und im Einsatz und Engagement der Teammitglieder, die gemeinsam **ihre Station** gestalten, liegt der Wert dieser Tätigkeit.

Spezielle Orientierungshilfen

1. Türschilder

Türschilder mit Namen und Fotos der Bewohner des Zimmers

2. WC-Türschilder

WC-Türschilder sind eine Orientierungshilfe, die gerade für Menschen mit demenzieller Beeinträchtigung sehr wichtig ist. Wählen Sie deshalb ein Symbol, das allen Bewohnern vertraut ist. Jede WC-Tür sollte ein klares Zeichen bekommen.

Die Jahreszeitentafel

Die Jahreszeitentafeln dienen dazu, den Bewohnern einer Institution den Bezug zum Jahreszeitenablauf zu ermöglichen. Insbesondere Menschen, die krankheitsbedingt nicht oder kaum mehr in der Lage sind, die Station zu verlassen, verlieren sehr schnell die Orientierung und den Bezug zum Jahreskreis. Die Tafel sollte neben dem aktuellen Datum (Tag, Monat und Jahr) immer auch Fotos, Bilder und Dekorationselemente zur jeweiligen Jahreszeit enthalten, z. B.:

- Frühling: Blumenwiese, Marienkäfer, Gänseblümchen, Tierkinder, …
- Sommer: Meer und Strand, Sonne, Schwimmbecken, Badesee, …
- Herbst: bunte Blätter, Herbstwald, Kürbisse, Maroni, …
- Winter: verschneite Landschaft, Berge, Schneemänner, Eiszapfen, Ski, Schlitten, …

Zu den Festen und Brauchtümern im Jahreskreis (Weihnachten, Ostern, Allerheiligen, Silvester, Fasching, Erntedank) können zusätzliche Dekorationselemente den Feiern und Ritualen entsprechend angebracht werden.

Die Geburtstagstafel

Das Begehen des Geburtstages ist ein fixer Bestandteil im Leben der meisten Menschen. Es gibt unterschiedliche Rituale, die an Geburtstagen gelebt werden. Meist hat jede Familie ihre eigene Form, dies zu tun. Überdenken Sie die momentane Geburtstagssituation: Wie würden Sie Ihren Geburtstag feiern wollen? Was ist Ihnen an Ihrem Geburtstag wichtig? Ein Geburtstagslied, eine Geburtstagstorte, …? Was davon kann mit den Bewohnern umgesetzt werden?

In erster Linie ist es im Rahmen eines Bezugspflegesystems wichtig, dass jedes Team die Geburtstage seiner Bewohner kennt und ihnen dazu gratuliert. Weitere Ideen zur Begehung von Geburtstagen im Sinne einer beziehungsvollen Pflege und Betreuung wären:

- Am eigentlichen Geburtstag bekommt das Geburtstagskind eine kleine »Torte« (z. B. ein Schoko-Muffin) mit einer Kerze auf weißer Tortenspitze zum Frühstück überreicht.
- An der jeweiligen Zimmertüre wird ein Zeichen angebracht, dass hier jemand Geburtstag hat (z. B. ein Gesteck oder Luftballon).
- Beim gemeinsamen Essen (Frühstück, Mittag- oder Abendessen) wird gemeinsam mit den anderen Bewohnern »Happy Birthday« o. Ä. gesungen. Der Platz des »Geburtstagskindes« ist besonders gedeckt.
- Eine Geburtstagstafel im Gang- oder Gemeinschaftsbereich kündigt die nächsten Geburtstage an. Darauf sollten gut leserlich der Name und das Geburtsdatum sowie ein aktuelles Foto vom jeweiligen Bewohner angebracht werden.

Die monatliche allgemeine Geburtstagsfeier sollte jede Station selbst gestalten, nach eigenen Vorstellungen, Wünschen und Bedürfnissen. Wichtig wäre es, dass sich jedes »Geburtstagskind« ein Stück Torte seiner Wahl aussuchen kann. Auch mit einem Glas Wein oder Sekt auf den Geburtstag anzustoßen, ist ein Ritual, das die meisten Menschen abhalten, solange sie zu Hause leben, und das auch in einer Institution einfach umsetzbar ist.

Die Abschiedstafel

Ein Thema unseres Kulturkreises ist, dass wir unsere Rituale kaum mehr bewusst leben und pflegen und in der Folge beginnen, viele Rituale zu verlieren. Dazu gehört das Abschiednehmen nach einem Todesfall, dem gerade im Leben in einer Institution keinerlei Raum geboten wird. Die Abschiedstafeln sollen für Bewohner wie Angehörige und Teammitglieder einen würdevollen Rahmen bieten, Rituale zu leben und Abschied zu ermöglichen. Geben wir der Trauer den Platz, der ihr gebührt. Sie ist wie vieles andere ein wichtiger Bestandteil in unserem Leben.

Gestalten Sie Ihren persönlichen Abschiedsbereich, wie dieser Ihren Vorstellungen und den Vorstellungen Ihres Teams entspricht. Wählen Sie eine Farbe oder ein Bild als Hintergrund, z. B. einen dunkelroten Sonnenuntergang, und bringen Sie darauf Foto, Geburtsdatum, Sterbedatum, Todesanzeige etc. an. Schön wäre es auch, ein paar persönliche Worte zur Person zu finden. Als Dekorationselemente eignen sich Kerzen und Blumen.

Die Informationstafel

Nützen Sie das Potenzial der aktiven Angehörigenarbeit und bringen Sie im Eingangsbereich oder der Familienecke entsprechende Tafeln oder eine Pinnwand an. Informieren Sie Angehörige über Aktivitäten, laden Sie sie ein, an Festen, Liedernachmittagen etc. teilzunehmen, oder sich an der Gartengestaltung zu beteiligen. Auch wenn Sie für die Station zur Gestaltung des Lebensbereiches Gegenstände oder Dinge suchen, sind Angehörige meist sehr gerne bereit, ihren Keller zu räumen, um alte Gegenstände, einen Fernseher, den niemand mehr benützt, alte Filme oder Kassetten zu bringen.

Die Stützpunkttafel

Die oftmals gehörte Frage »Entschuldigen Sie bitte, wo finde ich denn eine Schwester?« sollte gar nicht erst gestellt werden müssen. Eine Tafel, die den jeweiligen Stützpunkt kennzeichnet, hilft einerseits Angehörigen, Besuchern, Rettung, Ärzten usw., die gewünschten Ansprechpartner zu finden, andererseits dient diese Tafel auch als Orientierungsmöglichkeit für die Bewohner. Sie wissen, wo sie Hilfe finden, und müssen sich nicht erst auf die Suche begeben.

Die Teamtafel

Sie als Team sollten sich präsentieren, sollten für Angehörige, für Besucher und Bewohner klar zu erkennen sein. Neben Namen und Position bzw. Zuständigkeit sollte die Teamtafel unbedingt auch aktuelle Fotos der einzelnen Teammitglieder enthalten, um es so Angehörigen, Besuchern und Bewohnern zu ermöglichen, Gesichter den Namen zuzuordnen und so schnell und einfach den richtigen Ansprechpartner zu finden.

Die Bezugspflegetafel

Die Teamtafel sollte im Idealfall mit der Bezugspflegetafel einen eigenen Bereich bilden. Auch hier sollten die Zuständigkeiten klar ersichtlich sein und, falls die Bezugspflegetafel nicht unmittelbar neben der Teamtafel angebracht ist, sollten Fotos der einzelnen Teammitglieder enthalten sein. Auch der Hinweis »Für Fragen steht Ihnen unser Bezugsteam sehr gerne zur Verfügung« o. Ä. sollte nicht fehlen.

Die Speiseplantafel

Ich höre sehr oft: »Wozu einen Speiseplan, den kann doch sowieso niemand lesen.« Das stimmt insofern, als dass Speisepläne für gewöhnlich einfach zu klein gedruckt sind und so für viele Bewohner einfach nicht mehr leserlich sind. Hier ist es wichtig, den Tagesspeiseplan sehr groß (am besten im Din A3-Format oder auf mehreren Blättern **fett gedruckt** und gut leserlich) auszudrucken.

Es wäre wünschenswert, dass auf jedem Tisch im Speiseraum ein Tagesspeiseplan steht. Damit wird nicht nur Orientierung gegeben, sondern auch Selbstbestimmung ermöglicht. Es könnte auch eine Schiefertafel benutzt werden, auf der täglich der aktuelle Speiseplan angeschrieben wird.

Beachten Sie, dass Menschen mit demenzieller Beeinträchtigung mit dem üblichen Speiseplan meist überfordert sind. Für sie sollte die Möglichkeit der Direktwahl (Auswahl zwischen zwei angerichteten Speisen) bestehen, wodurch mehrere Sinne angesprochen werden.

6.2 Bedürfnisorientierte Essenssituationen – Möglichkeiten und Wege zur Umsetzung

Bedürfnisorientiertes Essen bedeutet, den individuellen Bedürfnissen der Menschen so gut wie möglich zu entsprechen, z. B. wenn jemand sein ganzes Leben lang um 5 Uhr morgens gefrühstückt hat, sollte darauf auch in der Betreuung im Alter eingegangen werden. Dies kann etwa durch ein Frühaufsteherfrühstück oder ein kleines Vorfrühstück zur Überbrückung in Form von Kaffee und Keksen geschehen.

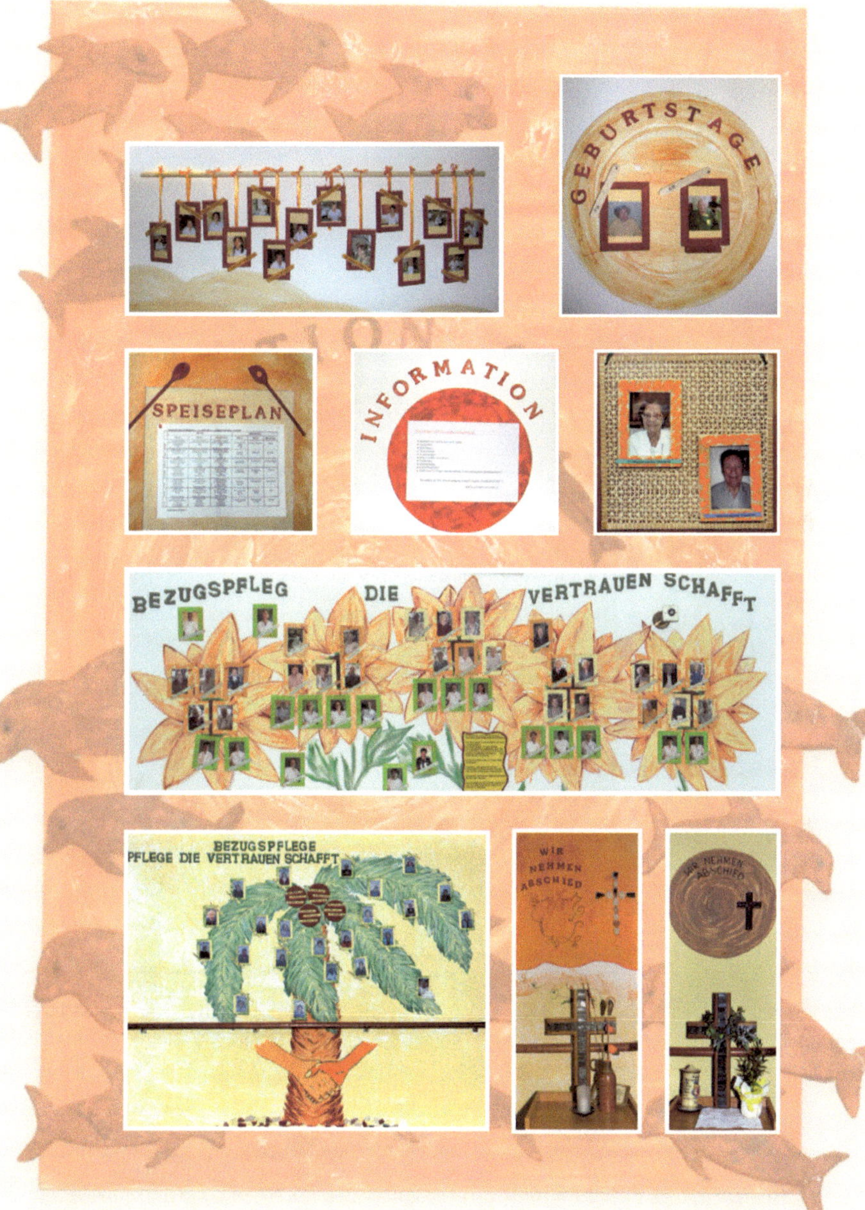
GEBURTSTAGE
SPEISEPLAN
INFORMATION
BEZUGSPFLEG DIE VERTRAUEN SCHAFFT
BEZUGSPFLEGE
PFLEGE DIE VERTRAUEN SCHAFFT
WIR NEHMEN ABSCHIED
WIR NEHMEN ABSCHIED

Tab. 6.3 Betreutes Mittagessen

Stellt die am weitesten verbreitete Form in den Einrichtungen dar. Meist gemeinsames Essen aller Bewohner, entweder im Speisesaal oder am Zimmer	
Abläufe	Bewohner können täglich oder wöchentlich aus einem bestimmten Speisenangebot wählen Fixe Essenszeiten für das Essen im Speisesaal und am Zimmer
Betreuung	Bewohner essen selbstständig im Speisesaal oder am Zimmer, das Essen wird serviert/gebracht Hilfestellung und Betreuung, wo es nötig ist
Vorteile	Selbstbestimmung bei der Auswahl der Menüs möglich
Nachteile	Selbstbestimmung der Menge bei Essensausgabe nicht möglich Bedürfnisorientiertes Essen (z. B.: »Wann esse ich«) nicht möglich

Tab. 6.4 Gleitendes Mittagessen

Eine noch nicht sehr verbreitete Form der Essenssituation. Ähnliche Grundsituation wie beim betreuten Mittagessen, allerdings flexible statt fixer Essenszeiten, z. B. Mittagessen von 12 bis 14 Uhr	
Abläufe	Bewohner können täglich oder wöchentlich aus einem Speisenangebot ihr Wahlmenü zusammenstellen
Betreuung	Bewohner essen selbstständig im Speisesaal oder am Zimmer, das Essen wird serviert/gebracht Hilfestellung und Betreuung, wo es nötig ist
Vorteile	Selbstbestimmung bei der Auswahl der Menüs Selbstbestimmung bei den Essenszeiten im vorgegebenen Zeitrahmen
Nachteile	Selbstbestimmung der Menge bei Essensausgabe nicht möglich

6.2.1 Verschiedene Essensmodelle im Vergleich

Drei verschiedene Essenssituationen in Betreuungsinstitutionen am Beispiel des Mittagessens und ihre Vor- und Nachteile zeigen Tab. 6.3, Tab. 6.4 und Tab. 6.5.

6.2.2 Essen in Buffetform

Bedürfnisorientiertes Essen in Buffetform ermöglicht den höchsten Grad an Selbstbestimmung für die Bewohner und führt zu einer Verbesserung der Lebensqualität im Alter. Dazu gehören auch flexible Essenszeiten innerhalb eines vorgegebenen Zeitrahmens (z. B. Frühstück 7 bis 9 Uhr, Mittagessen 12 bis 14 Uhr, Abendessen 17 bis 19 Uhr), die auch den Jahreszeiten entsprechend angepasst werden (z. B. im Sommer, wenn es draußen länger hell ist, Abendessen bis 20 Uhr).

Tab. 6.5 Gleitendes Mittagessen in Buffetform

Flexible Essenszeiten und die Möglichkeit, eigenständig am Buffet Speisen und Mengen auszuwählen, bietet den Bewohnern ein hohes Maß an Selbstbestimmung.	
Abläufe	Bewohner können selbstbestimmt am Buffet aus einem Speisenangebot wählen.
Betreuung	Buffet wird vom Küchenteam hergerichtet Buffet wird von einem Heim-/Pflegehelfer/Stationsgehilfen betreut Bewohner kommen zum Speiseraum, gehen zum Buffet und wählen mit oder ohne Unterstützung aus der Speisenvielfalt aus
Vorteile	Selbstbestimmung bei der Auswahl und Menge der Speisen Selbstbestimmung bei den Essenszeiten im vorgegebenen Zeitrahmen Keine Zusatzbelastung für das Team, klare Abgrenzung der Arbeitsbereiche (Küche und Betreuung) Bedürfnisorientierte Essenssituationen führen meist zu einem ruhigeren Tagesablauf
Nachteile	Für Menschen mit demenzieller Beeinträchtigung, Menschen mit Rollstuhl oder Gehhilfen kann die Buffetsituation zu Stress und Überforderung führen

Zu beachten:

- **Demenz:**
  Bei Demenz ist eine persönliche Begleitung und Betreuung in der Essenssituation (von der Auswahl über die Wahl des Sitzplatzes bis zum Essensbeginn) wichtig, da das Gefühl für Menge verloren geht, und das Essen meist nicht mehr benannt werden kann. Ein Erkennen der Speisen ist meist lange Zeit gegeben, deshalb sind für Menschen mit demenzieller Beeinträchtigung für die Auswahl Anschauungsobjekte (sprich Vorzeigeteller, Fotos oder eben ein Buffet) besonders wichtig. Bedürfnisorientierte Abläufe bedeuten auch, dass die Essenssituationen auf einer vorwiegend mit dementen Menschen besetzten Station anders zu gestalten sein werden als Essenssituationen für klar orientierte Menschen.
- **Menschen mit Rollstuhl, Rollator oder Gehhilfen**
  Die Höhe des Buffets sollte auch der Sichthöhe von Menschen im Rollstuhl entsprechen. Zu beachten ist auch, dass Menschen mit Rollator oder Gehhilfe ihr Essen nicht selbst an den Tisch transportieren können – hier ist Hilfestellung notwendig.
- **Kriegs- und Nachkriegsgeneration**
  Bitte bedenken Sie, dass die Generation, die jetzt in den Seniorenhäusern lebt, Kriegszeiten und Hunger erlebt hat. Auch die Nachkriegsgeneration, die wir bereits betreuen, ist zum Thema Essen und Mengen sehr geprägt. Diese Generationen haben oft Berührungsängste mit Buffets, da sie nie eine solche Vielfalt, Menge an Nahrung zur Verfügung hatten. Für viele hochaltrige, Menschen mit demenzieller Beeinträchtigung stellen Fülle, Menge und Vielfalt eine Überforderung dar, für andere bedeutet Menge auch Verschwendung.

Anforderungen für das Team

Was bedeutet die Umstellung der Essenssituation für das Team? Neue Alltagsstrukturen, wie z. B. Essenssituationen, erfordern immer ein hohes Maß an Kooperation, Abstimmung, Flexibilität und aktiver Teamarbeit. Die Abläufe der neuen Essenssituation sollten gut durchdacht sein. Wichtig ist das immer gleich bleibende Ritual, der immer gleiche Ablauf einer Mahlzeit (z. B. des Abendessens), das bietet Sicherheit und Orientierung. Denn nicht nur das Team, auch die Bewohner brauchen Zeit, um die neue Situation anzunehmen, helfen Sie ihnen, indem Sie

sie motivieren, Fotos machen, immer wieder einladen etc. Die Umstellung kann je nach Verfassung der Bewohner bis zu einem halben Jahr dauern.

- **Überdenken Sie mit Ihrem Team die von Ihnen gewünschte Buffetsituation**
- Welche Essenssituation möchten Sie zuerst umstellen?
- Wie schaffen Sie ruhige, entspannte Essenssituationen?
- Setzen Sie sich erreichbare Ziele!
- Um neue Essensformen zu gestalten, bedarf es Rahmenbedingungen, wo dies möglich ist.
- Meist ist dafür auch eine Überarbeitung der Dienstformen (Küchenteam und Reinigungspersonal) notwendig.

- **Umstellung des Teams**
- Einschulung des Teams
- Information des Teams über Abläufe, Gestaltung Aufgaben während der Essenssituationen
- Klare Strukturen – wer hat was zu tun
- Klare Beschreibung der Aufgabenstellung
- Fortlaufende Reflexion ab Beginn der Umstellung – wöchentliches Besprechungsthema

- **Folgende Fragen sind im Vorfeld zu klären**
- Wer richtet an, gestaltet das Buffet?
- Wer deckt die Tische?
- Wer betreut Menschen im Rollstuhl, mit Gehhilfen beim Buffet?
- Welcher Ablauf entspricht Menschen mit demenzieller Beeinträchtigung?
- Wer begleitet Menschen mit demenzieller Beeinträchtigung zum Buffet?
- Wer räumt die Teller usw. wieder weg?
- Wer übernimmt die mobile Betreuung für das Essen auf den Zimmern?

6.2.3 Essen am Zimmer

Das Essen in Buffetform bedeutet nicht die Aufgabe der Möglichkeit des Essens am Zimmer. Die Bewohner sollten weiterhin wählen können, ob sie in der Gemeinschaft oder alleine essen möchten. Für den Ablauf gibt es zwei Möglichkeiten:

1. Die Bewohner wählen ihre Speisen am Buffet und nehmen diese dann mit auf ihr Zimmer.
2. Speisen werden auf Platten angerichtet, und ein Teammitglied fährt mit einem Buffetwagen von Zimmer zu Zimmer, die Bewohner können direkt vor ihrer Tür die Speisen auswählen.

6.2.4 Betreuung während des Essens im Speiseraum

Buffets werden sehr häufig mit hektischem Treiben und Stress assoziiert. Um dies zu vermeiden und eine hohe Qualität in der Essenssituation zu erreichen, ist eine beziehungsvolle Betreuung und Begleitung, insbesondere von Menschen mit Unterstützungsbedarf (z. B. Demenz), notwendig. Diese wird, je nach körperlicher und kognitiver Verfassung, am besten in der Betreuung von kleinen Essensgruppen (z. B. eine Betreuungsperson pro Tisch) gewährleistet, die beispielsweise dadurch erreicht werden können, dass zwei Tische gedeckt werden, an denen die Bewohner Platz nehmen können, sobald ein Stuhl frei wird.

Wichtig ist auch: Wo können Bewohner mit einbezogen werden? Z. B. beim Tische decken, abräumen, dekorieren etc.

- **Positive Auswirkungen auf die Bewohner**

- Stärkung der **Ich-Kompetenz**
  - Ich bestimme, wann ich esse.
  - Ich wähle meine Speisen selbst aus.
  - Ich bestimme die Menge meines Essens selbst.
  - Ich wähle meinen Sitzplatz selbst.

Durch die Stärkung der Ich-Kompetenz bewahrt sich der Mensch sein Selbstwertgefühl, sein Selbstvertrauen u. v. m.

- Stärkung der **Sozialkompetenz**
  - Wir-Bewusstsein der Bewohner wird gestärkt
  - Verantwortung für sich und andere tragen
  - Für andere Tätigkeiten übernehmen, z. B. Tische decken, abräumen

Verbesserung der Lebensqualität, der Selbstbestimmung im Alltag.

- Stärkung der **Sachkompetenz**:
  - Umgang mit Besteck, Zangen am Buffet – Training der Handgeschicklichkeit, der Feinmotorik u. v. m., z. B. Brot schneiden, streichen

Durch das selbstständige Ausführen von Tätigkeiten im Alltag bleibt die Alltagskompetenz der Bewohner erhalten.

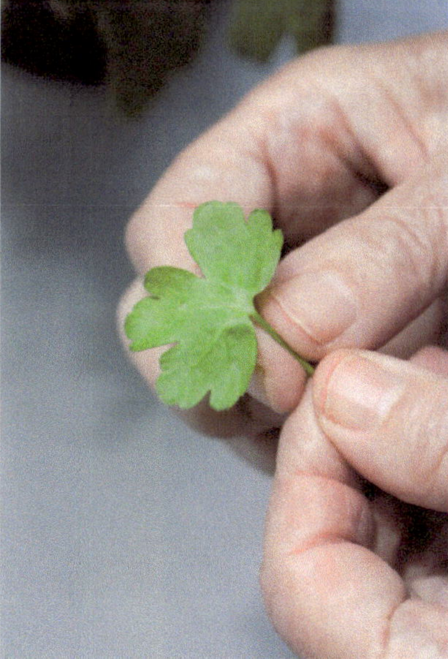

6.3 Fernsehen – Bewusste Medienarbeit mit Menschen mit demenzieller Beeinträchtigung

In der Arbeit mit Menschen mit demenzieller Beeinträchtigung ist eine bewusste Auswahl des Medieneinsatzes (Filme, Hörspiele, Platten, Kassetten, CDs) besonders wichtig. Alte Filme, wie jene aus den 60er-Jahren mit z. B. Hans Moser, Heinz Rühmann und Peter Alexander und Musik aus der Jugendzeit der Bewohner, bewirken, dass Erinnerungen abgerufen werden. Bilder, Texte und Melodien, die Begleiter in jungen Jahren waren, werden aus dem Gedächtnis hervorgeholt und ermöglichen »Erinnerungsarbeit« bei Menschen mit Demenz.

Ein unüberlegt eingesetzter Fernseher hingegen kann einzelne Bewohner beunruhigen, häufig wird die ganze Station dadurch lauter und gereizter. Die Gründe dafür sind vielfältig

- Menschen mit demenzieller Beeinträchtigung haben keinen oder nur mehr geringen Bezug zum Hier und Jetzt.
- Das Gehirn kann mit der Fülle von Informationen nichts anfangen und oft nicht mehr zwischen Realität und Fiktion unterscheiden.
- Menschen mit demenzieller Beeinträchtigung nehmen an, was sie sehen, passiere im Hier und Jetzt.
- Bilder von Gewalt, Blut, Morden etc. können Erinnerungen an den Krieg auslösen.
- Menschen mit demenzieller Beeinträchtigung leiden sehr schnell an Reizüberflutung. Wenn mehrere Sinne gleichzeitig angesprochen werden (Hören, Sehen, Gefühle und Emotionen werden ausgelöst), kann das schnell zu Überforderung und Stress führen.
- Das Gehirn kann die aufgenommenen Eindrücke nicht mehr oder nur in geringem Maße filtern und verarbeiten.
- Auch zu gut gemeinte Lautstärke beim Fernsehen kann Stress bewirken.

> **Der Fernseher sollte weder die emotionale Zuwendung des Personals noch die Freizeitangebote ersetzen. Fernsehen kann und sollte für bewusste Aktivierungen eingesetzt werden!**

▪ Angehörigenarbeit

Den Angehörigen den Schwerpunkt Medienarbeit durch z. B. Infoblätter, eine Wandzeitung etc. vermitteln und sie um ihren Beitrag in Form von alten Filmen, Hörspielkassetten und Tonträgern bitten.

Um Angehörigen und Bewohnern Orientierung im Tagesablauf geben zu können, empfiehlt es sich, eine Aktivitätentafel anzubringen.

Motogeragogik – Psychomotorische Aktivierung für Senioren

Lore Wehner, Ylva Schwinghammer

Die Original-Version dieses Kapitels wurde korrigiert.
Ein Erratum finden Sie unter DOI 10.1007/978-3-662-49799-9_11

L. Wehner, Y. Schwinghammer, *Sensorische Aktivierung*,
DOI 10.1007/978-3-662-49799-9_7,

7.1 Was ist Motogeragogik?

Motogeragogik ist eine gute Möglichkeit, die Arbeit mit Senioren bzw. hochaltrigen Menschen mit demenzieller Beeinträchtigung zu bereichern, indem man Menschen fördert, zum Tun anregt oder sie einfach unterstützt. Die Bewahrung aller Kompetenzen (wie z. B. der Alltagskompetenz) stellt dabei, wie überall im geragogischen Bereich, einen wesentlichen Schwerpunkt der Arbeit dar. Gedächtnistraining durch Sinnes- oder Schlüsselreize, aktive Erinnerungsarbeit, Förderung der Wortfindung, des Sprachschatzes etc. sind wichtige Bestandteile dieses ganzheitlichen Angebots, das auf den Menschen in seinem momentanen Entwicklungsstand, seiner jeweiligen Kranken- und Lebensgeschichte eingeht.

Schwerpunkte dieses neuen psychomotorischen Förderangebotes sind die Mobilisierung, Aktivierung, Bewegungsanregung, Sturzprävention sowie auch Gedächtnistraining und Erinnerungsarbeit zum Training der kognitiven Fähigkeiten.

Im Mittelpunkt der Aktivität steht dabei Förderung des alten, kranken, bettlägerigen Menschen, des Menschen im Rollstuhl durch Wahrnehmungs-, Sinnes- und Bewegungsanregung, wobei die Ermutigung zur Eigenmotivation und Selbstaktivierung einen besonderen Platz einnimmt.

Möglichkeiten der motogeragogischen Arbeit

- Gruppenstunden (4 bis 14 Personen)
- Kurzaktivierung, Kleingruppenarbeit
- Individuelle Betreuung: z. B. am Zimmer für bettlägerige Menschen

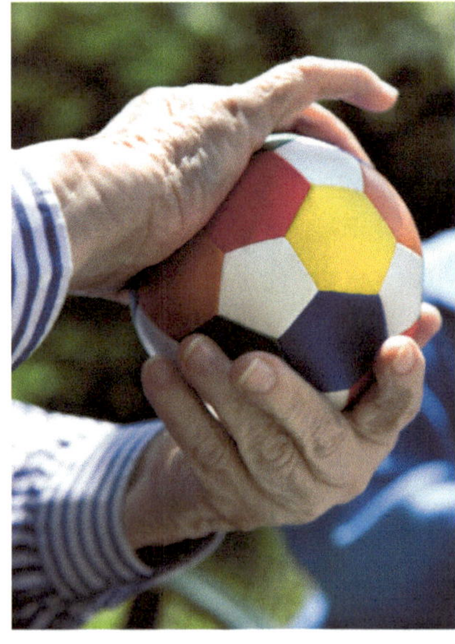

7.2 Was leistet Motogeragogik?

Die bunten, vielfältigen, abwechslungsreichen und interessanten Stunden, die mit Motogeragogik gestaltet werden können, dienen nicht nur zur Weckung der Lebensfreude, sie sorgen auch für die Erhaltung, Bewahrung und den Wiederaufbau der Handlungs- bzw. Alltagskompetenz. Dies geschieht im Wesentlichen durch die Förderung vier wichtiger Kompetenzenbereiche:

7.2.1 Ich-Kompetenz

Erhaltung des Selbstvertrauens, des Selbstbewusstseins, der Selbstbestimmung und der Selbsteinschätzung

7.2.2 Sachkompetenz

Durch das Training von Fein- und Grobmotorik (z. B. Handgeschicklichkeit) bleibt die Kompetenz im Umgang und in der Handhabung von Alltagsgegenständen, wie z. B. Reißverschlüssen, Föhne, Besteck, Knöpfen, Rasierern, Kämmen etc., erhalten.

7.2.3 Sozialkompetenz

Erleben des Wir-Bewusstseins, Kontakt zu anderen aufrechterhalten, soziale Fähigkeiten wie Rücksicht nehmen, warten können, anderen helfen, Verantwortung für andere übernehmen, Verantwortung für sich selbst tragen usw. Aufrechterhaltung der Kommunikation im sozialen Kontext.

7.2.4 Handlungs- und Alltagskompetenz

Den Alltag mit all seinen Herausforderungen bewältigen können, adäquate Strategien entwickeln, um diese Herausforderungen meistern zu können, Aufgaben der Selbstpflege, der Selbstfürsorge und Fürsorge für andere übernehmen und umsetzen können, sinnvolle gewohnte und neue Tätigkeiten und Abläufe ausführen können, Krisen bewältigen können, Alltagsmaterialien und Alltagsgeräte handhaben und für sich und andere nützen und einsetzen können, mitgestalten können, partizipieren können.

7.3 Dimensionen der Motogeragogik

Für das Gelingen einer Motogeragogikeinheit bedeutende Punkte werden hier unter dem Aspekt der **Dimensionen** zusammengefasst. Motogeragogikeinheiten sind geplant und auf die Zielgruppe abgestimmt. Auch die Auswahl der Materialien wird bewusst getroffen; Ziele sind bewusst und den Teilnehmern bekannt.

Motogeragogik findet nie in Großgruppen statt, wie es in vielen Einrichtungen gewünscht wird. Eine Bewegungseinheit mit rund 30 Personen hat kaum Qualität ist meist nur »ein Bespielen« einer Großgruppe – genau das sollte Motogeragogik nicht sein.

Motogeragogik findet in einer geregelten Kleingruppe statt, wobei die Gruppengröße je nach Zielgruppe und Status variieren kann: Mit 4 bis maximal 14 Personen können die Einheiten stattfinden (4 bis 6 Personen bei demenzieller Veränderung ab der mittleren Stufe nach Reisberg, nach Veil ab Stufe 3)

- **Physische Dimension:** Körper in Bewegung erleben, Kreislauf anregen bzw. stabilisieren, Freude an der Bewegung erleben
- **Psychische Dimension:** Gefühle in Bewegung umsetzen können, Freude erleben, Aggression abbauen, sich wohl fühlen, entspannen
- **Kognitive Dimension:** Bewegungsformen und Handlungsabläufe aus dem Gedächtnis abrufen können, Bewegungsabläufe und Bewegungsimpulse nachvollziehen können, mit Bewegung experimentieren, kreative Bewegungsideen finden
- **Soziale Dimension:** soziale Fähigkeiten und Umgangsformen trainieren, andere Teilnehmende unterstützen, helfen, Rücksicht nehmen, warten können, Geduld haben
- **Sprachliche Dimension:** sich verbal und nonverbal mitteilen und mit anderen austauschen können, Wahrnehmung, Materialien oder Verwendungsmöglichkeiten beschreiben
- **Motorische Dimension:** grob- und feinmotorische Fähigkeiten und Fertigkeiten fördern (im Vordergrund die Förderung der grobmotorischen Fähigkeiten, reduziert die Sturzgefahr im Alter, bewahrt die Mobilität und Bewegungsfreude)
- **Dimension Alltagskompetenz:** Auch die Alltagskompetenz spielt in der Motogeragogik eine große Rolle. Wenn wir im Alter unsere Alltagskompetenz fördern und trainieren, bleiben viele Sinne und Systeme aktiv, was wiederum ein selbstständiges Leben möglich macht. Lustvolles Bewegen mit Alltagsmaterialien fördert die Alltagskompetenz und erhält die Lebensfreude.
- **Dimension Material:** Die angebotenen und abwechslungsreichen Materialien spielen in der Motogeragogik eine besondere Rolle, denn sie
  - sind meist vertraut,
  - lösen Erinnerungen aus,
  - regen zum lustvollen Bewegen an,
  - fördern die Experimentierfreude,
  - fördern die Kreativität,
  - lassen ein aktives, lebendiges Miteinander in der Gruppe entstehen.
- **Dimension Musik:** Durch den gezielten Einsatz von Musik (idealerweise mit biografischem Hintergrund) kann man Menschen in Bewegung bringen. Gerade bei einer demenziellen Veränderung kann Musik Mittel zur Kommunikation und Bewegungen aller Art sein. Musik kann
  - das Bewegungs- und Muskelgedächtnis aktivieren (vertraute Bewegungsformen werden durch gezielten Einsatz von Musik ausgelöst, z. B. Walzer: Marschieren/langsames Drehen/Bewegen der Hände, Charleston: Knie öffnen und schließen),
  - das Gedächtnis trainieren,
  - Erinnerungen wecken,
  - biografische Erzählungen anregen,
  - Bewegung lustvoller und leichter machen,
  - die Motivation sich zu bewegen steigern,

  - Lebensfreude wecken,
  - Spaß machen und vieles mehr!
- **Dimension Raum:** Bedeutend in der Motogeragogik sind die Raumgröße, die Ungestörtheit, das Licht, die Temperatur, der ausreichende Abstand zwischen den Sesseln/Rollstühlen
- **Dimension Zeit:** Eine Motogeragogikeinheit dauert je nach Zielgruppe und Status der Teilnehmenden von 20 Minuten bis zu eineinhalb Stunden. Dabei wäre ratsam, auf die Bedürfnisse der Teilnehmenden einzugehen (Tagesverfassung, Gesundheitszustand, Befindlichkeit, Orientierungsfähigkeit).
- **Dimension Ritual:** Rituale geben Sicherheit, schaffen Verbindung und bauen Vertrauen auf. So sollten Sie für jede Gruppe oder für jede Methode ihr eigenes Ritual entwickeln. Rituale sollten zu Beginn einer Aktivierungseinheit gelebt werden und auch den eindeutigen Abschluss der Einheit signalisieren.

Praxistipp

Singen Sie bei einer Motogeragogikeinheit als Ritual immer das gleiche Bewegungslied.

- **Dimension Gruppe:** Motogeragogik ist prinzipiell ein Aktivierungsangebot für Gruppen, doch auch in der Einzelaktivierung lassen sich motogeragogische Impulse umsetzen. Die Gruppenleiterin benötigt wie bei allen anderen Aktivierungsangeboten Wissen und Kompetenz zum Thema gruppendynamische Aspekte und sollte sich der Rollen und Aufgaben bewusst sein, welche sie bei der Aktivierung von Gruppen übernehmen muss.
- **Dimension Regeln:** Der Gruppenleiter ist für die Einhaltung der erstellten Regeln verantwortlich. Teilnehmende, welche andere beschimpfen, erniedrigen oder auf deren Defizite hinweisen, sollten in einem Einzelgespräch auf diese Regeln verwiesen werden. Die ist sehr oft bei »gemischten Gruppen« von klar orientierten und desorientierten Personen zu beobachten. Bei gemischten Gruppen bestimmen die langsamsten das Tempo, was sehr oft den Unmut anderer Teilnehmer auslösen kann.

Sie als Gruppenleiterin/Gruppenleiter sollten darauf achten, dass es zu keinen verbalen Angriffen, oder Verletzungen kommt. Gegebenenfalls sollten Sie Teilnehmenden, welche hier keine Regeln einhalten, der Gruppe verweisen. Es ist unser Auftrag, die Schwächeren in der Gruppe in ihrem Tempo zu fördern und vor Angriffen anderer zu schützen.

Praxistipp

Meiden Sie gemischte Gruppen, außer die Teilnehmer nehmen bewusst an einem integrativen Gruppenangebot teil.

7.4 Einteilung der Materialien

Bei der Planung einer Aktivierungseinheit empfiehlt es sich, die Materialien in zwei Gruppen zu untereilen:

7.4.1 Hauptmaterialien

Zum Einsatz kommt **maximal ein Material**, meist ein neues, noch nicht verwendetes Material.

Dieses Material wird erfahren, erlebt, beschrieben und begriffen, in Bewegung erlebt, mit allen Sinnen wahrgenommen. Die ursprünglichen Verwendungsmöglichkeiten werden gemeinsam in der Gruppe gefunden und besprochen.

Praxistipp

Wecken Sie die Neugier ihrer Teilnehmer indem Sie das neue Material in einem Tastsack verstecken und raten lassen, was im Sack sein könnte. Blind zu ertasten schärft die Sinne und es können gleich die Sinneswahrnehmungen beschrieben werden.

Beispiel für ein Hauptmaterial: ein »Kochlöffel«.

7.4.2 Nebenmaterialien

Als Nebenmaterialien gelten weitere Materialien, die mit dem Hauptmaterial gut verknüpfbar sind und weitere Bewegungsformen anregen)

Meist sind die Nebenmaterialien bereits vertraute und bewegungserprobte Materialien. Die Nebenmaterialien können wie das Hauptmaterial ertastet werden, müssen aber nicht, da dies meist sehr viel Zeit in Anspruch nimmt und dadurch der Bewegungsteil zu kurz kommen könnte.

Beispiel: Zum Kochlöffel (Hauptmaterial) passen folgende Nebenmaterialien: Geschirrtücher, Badeschwämme mit einer Schlaufe, Stofftaschentücher, Kochtöpfe, Wäscheleine, Wäscheklammern

Praxistipp

Nicht zu viele Nebenmaterialien verwenden, weniger ist mehr! Meist genügen 2 bis max. 4 Nebenmaterialien; bei Menschen mit dementieller Veränderung reichen neben einem Hauptmaterial max. 2 Nebenmaterialien.

7.5 Die drei Materialphasen in der Motogeragogik

Beachten Sie, dass immer nur ein Material erfahren, erlebt und erprobt wird. Dabei sind die drei Phasen in der Auseinandersetzung mit den Materialien wichtig:

7.5.1 Ich-Phase: »Ich bewege mich und meinen Körper mit dem Material«

Ich erlebe und spüre das Material, ich kann es beschreiben, kann mich erinnern, kann mir lustvolle Bewegungsideen ausdenken und andere dazu motivieren meine Ideen auszuprobieren.

7.5.2 Du-Phase: »Wir zwei bewegen uns und unserem Körper mit dem Material«

Nun sind die Teilnehmenden auf der Stufe der Partnerübungen. Sie drehen sich zu zweit zusammen und bringen das Material und ihren Körper in Bewegung. Es kann und soll Spaß machen, es soll gelacht werden. Wieder zeigen wir den anderen Teilnehmern, wenn wir es möchten, unsere Ideen und laden ein, Bewegungsimpulse auszuprobieren. Hier wichtig: langsam vorgehen, erst wenn keine Ideen mehr kommen, kommt ein neues Material hinzu.

Musik kann hier eingesetzt werden, muss aber noch nicht Teil der Aktivierung sein.

7.5.3 Wir-Phase

Ziel dieser Phase ist es nun, die Gruppe gesamt in Bewegung zu bringen, zu verbinden und ein Wir-Gefühl zu vermitteln. Die Wäscheleine geht beispielsweise von einem Teilnehmenden zum anderen, darauf werden Geschirrtücher befestigt und als Abschluss wird ein gemeinsamer langsamer Walzer getanzt (Sitztanz).

Die Wir-Phase ist meist der Höhepunkt und Abschluss der Motogeragogikeinheit. Dabei soll darauf geachtet werden, ruhige Musik zu verwenden, da dies gleichzeitig den Entspannungsteil darstellt.

7.6 Ziele der Motogeragogik

Die Ziele der Motogeragogik sind vielfältig. Tab. 7.1 zeigt Haupt- und Nebenziele der Motogeragogik.

7.7 Planung einer Motogeragogikeinheit

Je besser die Motogeragogikeinheit vorbereitet ist, umso größer ist der Erfolg. Wie eine Motogeragogikeinheit geplant werden kann, und auf was dabei zu achten ist, zeigt Tab. 7.2. In ► Kap. 10 »Arbeitsmaterialien« finden Sie die Vorlage »Stundenbild« zur Planung einer Motogeragogikeinheit.

Tab. 7.1 Ziele der Motogeragogik

Hauptziele	– Förderung der Bewegungsfreude und der Bewegungsfähigkeit – Aktivierung des Muskelgedächtnisses – Bewegungsformen aus dem Langzeitgedächtnis abrufen können und in Bewegung umsetzen können – Mobilisationstraining – Anregung des Kreislaufes – Sturzprävention – Freude an der Bewegung erleben – Förderung der Bewegungskoordination – Lustvolles Bewegen in der Gemeinschaft – Förderung Grobmotorischer Fähigkeiten und Fertigkeiten – Förderung feinmotorischer Fähigkeiten und Fertigkeiten – Förderung, Erhaltung der Mobilität und damit der Bewegungskompetenz – Förderung der Kreativität – Steigerung der Belastungsfähigkeit – Partizipation anregen und fördern – Förderung der Auge-Fuß-Koordination – Förderung der Auge-Hand-Koordination
Nebenziele	– Wir-Bewusstsein der Gruppe stärken – Lebensfreude wecken und erhalten – Ausdauer und Konzentration fördern – Förderung sozialer und emotionaler Kompetenzen – Erhaltung der Lebenskompetenzen – Freude am Experimentieren und Ausprobieren – Grenzen kennen und erweitern – Materialien zweckentfremden

Tab. 7.2 Beispiel für die Planung einer Motogeragogikeinheit

Eingangs-phase	Ankommen, Platz nehmen. Persönliche Begrüßung nach den vier Säulen der Begegnung. Ritual, Kalenderarbeit, Orientierungstraining, Einstimmen auf Methode und Thema . Überleitung zum Hauptteil, z. B. ein Wurfsack wird im Kreis geworfen, die Teilnehmer werden eingeladen zu erraten welches Material heute für Bewegung verwendet wird. Wurde das Material erraten, kann sich jeder Teilnehmer ein Material aussuchen. Gemeinsam wird das Material genau beschrieben (auf Sinnesebenen hinweisen: hören, sehen, fühlen, riechen, schmecken). Danach wird ebenfalls in der Gruppe besprochen, was mit diesem Material gemacht wird bzw. was man damit herstellen kann oder wozu man es verwendet hat. Setzen Sie hier gezielt zur Unterstützung Memory-Fragen bzw. W-Fragen ein!

Tab. 7.2 (Fortsetzung)

Hauptteil-phase	In dieser Phase ist von Bedeutung, dass jedes Material in Ruhe ausprobiert werden kann. Keinen Druck ausüben, oder zu viele Materialien auf einmal anbieten. **Wichtig:** Zeigen Sie keine Übungen vor! Musik kann hier motivieren und zur lustvollen Bewegung anregen. Beachten Sie, dass Musik mit Maß eingesetzt wird und dass Konzentration auf das Material und Bewegungsideen meist ohne Musik besser gelingt. **Ich-Phase:** Erster Impuls durch die Gruppenleitung: »Wie können Sie sich nun mit dem Material bewegen, welche Bewegungsideen haben Sie dazu?« Der Gruppenleiter zeigt nicht vor! Die Teilnehmer werden beobachtet und eingeladen, z. B. »Wer Lust hat, kann die Idee von Frau Mayer ausprobieren.« Einige Übungen werden aufgegriffen, zum Bewegen und Ausprobieren wird eingeladen. Zweiter Impuls durch die Gruppenleitung: »Wir haben drei Ebenen in der Motogeragogik: oben, Mitte und unten. »Welche Bewegungsideen haben Sie für die Ebenen oben?« »Welche Bewegungsideen haben Sie für die Ebene der Körpermitte?« »Welche Bewegungsideen haben Sie für die Ebene unten, Beine und Füße?« Nach jedem Impuls wird den Teilnehmenden Zeit gegeben zum Ausprobieren, um einzelne Übungen aufzugreifen und zum Nachahmen. **Achtung:** Hier langsam vorgehen, keine Übungen vorgeben, da es sonst eine angeleitete Bewegungs- oder Gymnastikrunde wäre Wurde das Material nun ausgiebig erfahren, erlebt und bewegt dann geht es zur zweiten Phase. **Du-Phase:** Die Teilnehmenden drehen sich zu zweit zusammen oder setzen sich einander gegenüber. Nun werden wieder die gleichen Impulse (siehe oben) in der Partnerübung gegeben. Gleicher Ablauf wie oben, zwei Teilnehmer bewegen sich und ihren Körper nun mit dem Material. Partnerübungen werden aufgegriffen, zum Nachahmen und Ausprobieren wird eingeladen. Bei sehr aktiven Gruppen kann man auch zwei Materialien gleichzeitig anbieten. **Wichtig:** Nach der Du-Phase Materialien, welchen nicht mehr benützt werden, wegräumen. So liegt nur noch im Kreis was für die Schluss- oder Ausgangsphase verwendet wird.
Ausgangs-phase	Für mich eignet sich die Wir-Phase ideal für den Abschluss einer Motogeragogikeinheit. **Wir-Phase:** Nun sollten alle Teilnehmer miteinander verbunden sein, sich gemeinsam mit Material zur Musik bewegen. Dazu eignen sich Seile, Stecken und weitere Materialien welche ein Wir-Gefühl entstehen lassen. Der Einsatz von ruhiger Musik kann hier wunderbar zur Ruhe kommen lassen (siehe Dimension Musik). Ist der Höhepunkt, die Wir-Phase, zu Ende, wird gemeinsam in der Gruppe wiederholt. **Memory-Fragen:** »Mit welchen Materialien haben Sie sich heute bewegt?« »Welche Gegenstände wurden heute besprochen?« »Was kann man mit den genannten Gegenständen alles machen oder herstellen?« »Welche Bewegungsideen haben Ihnen gut getan?« »An welche Musikstücke erinnern Sie sich?« **Wichtig:** Ritual zur Gruppe und zum Thema passend umsetzen! Verabschiedung nach den vier Säulen der Begegnung (persönliche Verabschiedung und bedanken fürs Mitmachen und dabei sein) Für weitere Aktivierungsangebote einladen.

Praxis

Inspiration Stundenbilder

Lore Wehner, Ylva Schwinghammer

Die Original-Version dieses Kapitels wurde korrigiert.
Ein Erratum finden Sie unter DOI 10.1007/978-3-662-49799-9_11

L. Wehner, Y. Schwinghammer, *Sensorische Aktivierung*,
DOI 10.1007/978-3-662-49799-9_8, © Springer-Verlag GmbH Deutschland 2017

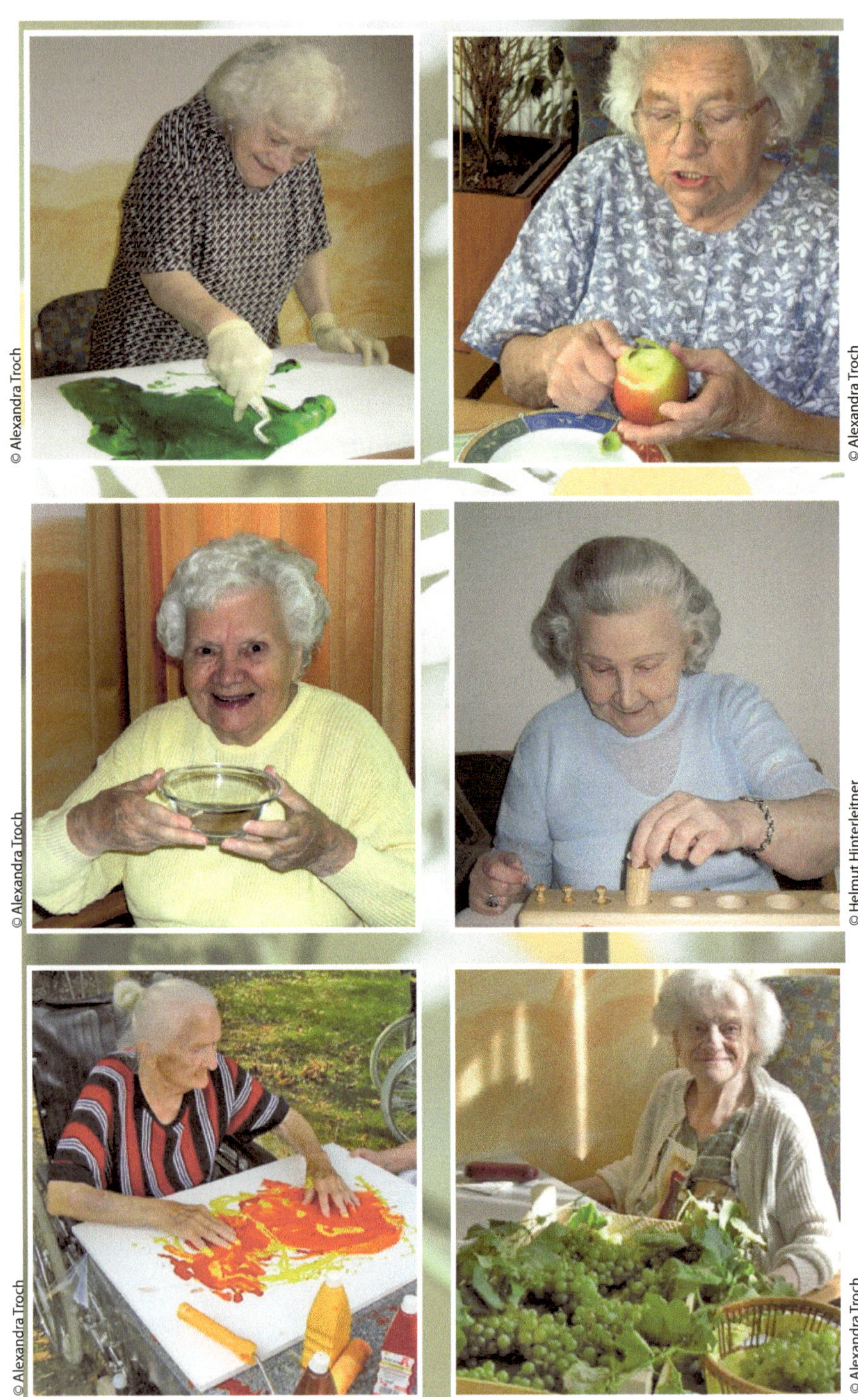

© Alexandra Troch

© Alexandra Troch

© Alexandra Troch

© Helmut Hinterleitner

© Alexandra Troch

© Alexandra Troch

Im Folgenden finden Sie Stundenbilder, die Ihnen sowohl als 1:1-Anleitung in Ihrem beruflichen Alltag, als auch als Inspiration für Ihre eigenen, weiterentwickelten und kreativen Ideen zur Gestaltung Ihrer Aktivierungseinheiten dienen können. Die Tabelle, in welche die Stundenbilder eingearbeitet sind, kann und soll als Vorlage fungieren und Sie in Ihrer Vorbereitung bestmöglich unterstützen.

Die folgenden 5 Stundenbilder (▣ Tab. 8.1, ▣ Tab. 8.2, ▣ Tab. 8.3, ▣ Tab. 8.4 und ▣ Tab. 8.5 wurden von Maria Kerber zur Verfügung gestellt.

8.1 »Du bleibst«

▣ **Tab. 8.1** Titel/Thema: »Du bleibst in unseren Herzen«

Methode	Empathische Trauerarbeit
Kurzbeschreibung	Den Teilnehmern wird bewusst Zeit gegeben, um über ihre Trauer zu sprechen und loszulassen.
Förderziele	**Hauptziele:** Trauerarbeit ermöglichen Stärkung der Ich-Identität Stärkung der Resilienzfähigkeit Möglichkeit der aktiven Gefühlsarbeit Fördern des Wir-Gefühls Schutz und Geborgenheit schaffen Förderung des Kohärenzgefühls Lebensverarbeitung ermöglichen **Nebenziele:** Stärkung der Ich-, Sach- und Sozialkompetenz Förderung der verbalen und nonverbalen Ausdrucksfähigkeit Spirituelles Wohlbefinden Erweiterung des sozialen Umfeldes Lebensfreude wecken Biografisches Arbeiten Erinnern ermöglichen
Materialien	Abreißkalender; 1 weinrotes, 1 beiges, 1 braunes Tuch; Zündhölzer; 1 große Kerze; besinnliche Musik; Erinnerungsbildchen mit passendem Spruch für jeden Teilnehmer; Kopien des Liedes (»Von guten Mächten wunderbar geborgen«); ein Metallgefäß mit Sand gefüllt; Metallgefäß groß; für jeden Teilnehmer eine dünne Kerze; Zapfen; Steine; Moos; getrocknete Blüten
Hinweise zur Gruppenzusammenstellung	Einladung an alle, die eine besinnliche Einheit im Gedenken an ihre Verstorbenen besuchen möchten. Wichtig ist, dass die Teilnahme freiwillig erfolgt!
Eingangsphase	Ankommen der Teilnehmer und willkommen heißen durch den Gruppenleiter. **Begrüßung** nach den vier Säulen der Begegnung: Hautkontakt Blickkontakt Verbale und nonverbale Kommunikation Ungeteilte Aufmerksamkeit

Tab. 8.1 (Fortsetzung)

Eingangsphase	**Ritual:** Spruch: »Es gibt Momente im Leben eines jeden Menschen, da hört die Erde für einen Moment auf, sich zu drehen ... Und wenn sie sich dann wieder dreht, wird nichts mehr sein wie vorher« (Autor unbekannt). **Kalenderarbeit** mit mitgebrachten Naturmaterialien: »Welche Jahreszeit haben wir jetzt gerade?« »In welchem Monat befinden wir uns?« »Woran erkennt man die genannte Jahreszeit?« »Welche Tätigkeiten passen in diese Jahreszeit?« »Welche Speisen passen in diese Jahreszeit?« »Welche Rituale passen in diese Jahreszeit?« Abreißen des Kalenderblattes: »Welches Datum und welchen Tag haben wir heute?« »Welches Jahr haben wir?« Überleitung zum Hauptteil.
Hauptteilphase	**Die Mitte ist wie folgt gestaltet:** Ein weinrotes, ein beiges und ein braunes Tuch sind miteinander verbunden aufgelegt. Die große Kerze, der Spruchkalender und der Kalender für Trauernde stehen bzw. liegen auf den Tüchern. Die Kerze wird entzündet. Nun wird der Grund des Zusammenkommens direkt angesprochen. Wir gehen auf die verstorbenen Menschen ein. **Memory-Fragen:** »Wem möchten Sie heute gedenken?« »Über welche Person möchten Sie heute sprechen oder erzählen?« »Welche Erinnerung kommt Ihnen ganz spontan, in den Sinn, wenn sie an diese Person denken?« »Was hat die Person besonders gerne gemacht?« »Woran denken Sie gerne zurück?« »Welche Erinnerungen verbinden Sie mit dieser Person?« »Welche Interessen und Hobbies hatte die Person?« »Welche Talente und Fähigkeiten hatte diese Person?« »Was war der von ihnen genannten Person besonders wichtig?« »Welche Lieblingslieder hatte die von ihnen genannte Person?« »Wollen wir diese Lieder gemeinsam singen?« Wenn alle, die etwas sagen wollten, sich zu Wort gemeldet haben, liest der Gruppenleiter oder einer der Teilnehmer eine passende Geschichte aus dem Trauerkalender vor. Für Tränen und Trauer muss unbedingt Platz und Zeit sein. Der Gruppenleiter soll einfühlend auf die Emotionen eingehen: »Ich sehe, dass Ihnen der Verlust sehr nahe geht.« »Möchten Sie etwas sagen oder unter vier Augen mit mir sprechen?« »Möchten Sie noch etwas in der Erinnerung verweilen?« **Weitere Memory-Fragen:** »Was hat die Person ausgemacht?« »Was verbinden Sie mit der verstorbenen Person?« »Was hilft Ihnen, wenn Sie traurig sind?« »Möchten Sie uns noch etwas mitteilen oder etwas sagen?« »Hatten Sie genügend Zeit, um trauern zu können?« »Welche Trauerrituale gab oder gibt es in Ihrer Familie?« »Welches Ritual ist Ihnen besonders wichtig?«

■ **Tab. 8.1** (Fortsetzung)

Hauptteilphase	Der Gruppenleiter gibt wieder Zeit, damit die Teilnehmer nachdenken können und diejenigen, die noch etwas sagen möchten, zu Wort kommen können. Der Metallteller, welcher mit Moos geschmückt ist, wird nun herangezogen. In der Mitte ist ein Metallgefäß, das von einem Teilnehmer mit Sand gefüllt wird. Besinnliche Musik wird eingeschaltet. Jeder Teilnehmer kann nun die Zapfen, Blüten und Steine nach Belieben in das Naturmandala stecken. Jeder Teilnehmer soll die Möglichkeit haben, sich einzubringen. Am Ende bekommt jeder Teilnehmer eine Kerze in die Hand, die an der großen Kerze entzündet werden kann. Den Teilnehmern, die Hilfe benötigen, wird natürlich geholfen. Nachdem jede Person an der Reihe war, wird nun gemeinsam das Kirchenlied »Von guten Mächten wunderbar geborgen« gesungen. Das Lied ist sehr positiv und das Mandala wird gemeinsam in den Garten gebracht, um es der Natur zu überlassen. So wird dafür gesorgt, dass die Teilnehmer nicht deprimiert, sondern hoffnungsvoll aus der Gruppenstunde gehen.
Ausgangsphase	Es wird den Teilnehmern Dank ausgesprochen für Ihre Anteilnahme und ihr Vertrauen. **Ritual:** »Es gibt Momente im Leben eines jeden Menschen, da hört die Erde für einen Moment auf, sich zu drehen … Und wenn sie sich dann wieder dreht, wird nichts mehr sein wie vorher« (Autor unbekannt). Jeder Teilnehmer erhält nun eine Kopie des Liedtextes, sowie eine Karte mit einem aufbauenden Spruch, der Zuversicht und Mut vermittelt. **Verabschiedung** nach den vier Säulen der Begegnung
Weiterführende Ideen	Feiern einer Gedenkmesse; gemeinsamer Besuch des Grabes Spruch aus dem Büchlein »Erinnerungen an einen lieben Menschen« (Grafik-Werkstatt Bielefeld 2010): »Eine liebe Seele lässt uns etwas da, wenn sie geht: Eine kleine, helle Blume pflanzt sie in unsere Herzen. Und wenn es an der Zeit ist, öffnet sich diese und schenkt uns Blüte für Blüte Erinnerungen an einen wunderbaren Menschen.«
Reflexion Meine Rolle als Gruppenleiter reflektieren Reaktionen der Teilnehmenden reflektieren Stundenthema reflektieren Aufbau meiner Einheit reflektieren »Was sollte ich beim nächsten Mal beachten, anders machen?« »Was ist mir weniger gut gelungen?« »Was ist mir gut gelungen?« »Worauf blicke ich gerne zurück?«	

8.2 »Herbstspaziergang«

Tab. 8.2 Titel/Thema: »Herbstspaziergang«

Methode:	Motogeragogik
Kurzbeschreibung	Motogeragogische Einheit mit Naturmaterialien aus dem Wald
Förderziele	**Hauptziele:** Förderung der Mobilität Förderung der Beweglichkeit Stärkung des Körperbewusstseins Sturzprävention Stärkung der Sinne und der Wahrnehmung Kreislauf- und Stoffwechselanregung **Nebenziele:** Förderung des Wir-Gefühls Förderung der Lebensfreude Förderung der Lebensqualität Erinnern ermöglichen Biografisches Arbeiten Auge-/Fuß-Koordination Fein- und Grobmotorik
Materialien	Tuch, Korb mit Steinen, Tannenzapfen und Rinden, Entspannungsmusik, Radio, Luftballon, Schwungtuch, Liedtexte
Hinweise zur Gruppenzusammenstellung	Bei aktiver Gruppe: 10 bis 12 Personen Bei eingeschränkter Gruppe: 6 bis 8 Personen
Eingangsphase	Ankommen **Begrüßung** nach den vier Säulen der Begegnung: Hautkontakt Blickkontakt Verbale und nonverbale Kommunikation Ungeteilte Aufmerksamkeit **Ritual:** »Wenn Blätter von den Bäumen stürzen, die Tage täglich sich verkürzen, wenn Amsel, Drossel, Fink und Meisen die Koffer packen und verreisen, wenn alle Maden, Motten, Mücken, die wir versäumten zu zerdrücken, von selber sterben – so glaubt mir: Es steht der Winter vor der Tür!« (Heinz Erhardt 2009) **Kalenderarbeit:** »Wissen Sie, welche Jahreszeit wir haben?« »Was ist typisch für diese Zeit?« »Welchen Monat haben wir?« »Gibt es etwas Spezielles in diesem Monat?« »Welchen Tag haben wir heute?« »Wie lautet das heutige Datum?« »Welches Jahr haben wir?« Der Gruppenleiter erklärt, was in der folgenden Einheit passieren wird: »Heute werden wir die diversen Naturmaterialien anders verwenden als gewöhnlich. Wir verwenden sie, um uns zu bewegen.«

Tab. 8.2 (Fortsetzung)

Hauptteilphase	Ein Tuch liegt in der Mitte. In einem Korb befinden sich die genannten Naturmaterialien. Um das Tuch herum liegen die Karten, die das Jahr, die Jahreszeit, den Monat, das Datum etc. anzeigen. Dies wurde bereits erarbeitet. Ein Hauswurz liegt zur Dekoration auf. Ein Tannenzapfen, eine Rinde und ein Stein werden abwechselnd von einem Teilnehmer zum anderen weitergereicht. Jeder der Teilnehmer kann die Materialien »be-greifen«, spüren, daran riechen und mit allen Sinnen wahrnehmen. Alle Materialien, bis auf die Zapfen, die zur Seite gelegt werden, kommen zurück in den Korb. »Was ist das Besondere am Herbst?« »Wo findet man solche Gegenstände?« »Wie fühlen sie sich an?« »Woran erinnern Sie sich wenn Sie diese Materialien in Händen halten?« »Mögen Sie diese Materialien?« Jeder Teilnehmer wählt ein Material und wird vom Gruppenleiter eingeladen, sich damit zu bewegen: »Wie kann man sich und den Gegenstand in Bewegung bringen? Wie kann man sich damit oben, in der Mitte und unten bewegen?« Der Gruppenleiter greift die Übungen der Teilnehmer auf. Nur wenn kaum oder keine Impulse von Seiten der Teilnehmenden kommen, werden Übungen angeleitet. Danach wieder Ideen der Teilnehmenden aufgreifen. Variation: Bewegungsgeschichte als Einstieg in die Motogeragogik, da das kreative, ideenreiche Tun von den Teilnehmenden erst angenommen werden muss. Wir machen uns gedanklich zu einem Herbstspaziergang auf und singen ein bekanntes Wanderlied. Die Bewegungen werden über dem Kopf, in der Körpermitte und am Boden ausgeführt. Die Interaktionen passieren auf der Ich-, Du- und Wir-Ebene (»Vom Ich zum Du zum Wir«) **Ich:** »Ich sammle Äste, die ich von hoch oben am Baum abbrechen muss. Ich strecke mich, so gut es geht, nach links und nach rechts.« »Nun sammle ich Äste, die sich vor mir auf Augenhöhe befinden. Ich breche sie und führe sie um die Körpermitte herum. Zuerst nach links, dann nach rechts.« »Jetzt kommen die Tannenzapfen dran, die muss ich vom Boden holen. Ich bücke mich, dann komme ich wieder in die Mitte.« Die Strophe wird wiederholt. Wir machen uns weiter auf dem Herbstspaziergang. Wir gelangen an Wurzeln und querliegende Äste. »Wie kommen wir am besten da rüber?« »Wie können wir diese Hindernisse überwinden?« **Du:** Je zwei Nachbarn drehen sich zueinander. Der Zapfen wird kurz auf den Boden gelegt. Die Partner halten die Handflächen aneinander. Sie bewegen sich, ohne die Handflächen voneinander zu trennen, langsam nach vorne, dann nach hinten. So macht jeder Teilnehmer die Bewegung einmal nach vorne und einmal zurück. Ein Teilnehmer nimmt den Zapfen in die Hand. Dieser gibt seinen Zapfen vor der Körpermitte an den Partner weiter. Dieser nimmt ihn, führt ihn hinter dem Rücken herum und gibt ihn vor der Körpermitte an den Partner zurück. Nun macht dieser die gleiche Übung. So soll die Körpermitte beweglich gemacht werden bzw. beweglich bleiben.

Tab. 8.2 (Fortsetzung)

Hauptteilphase	Nun klemmt ein Teilnehmer den Zapfen zwischen seine Knöchel und hebt die Füße, um den Zapfen an den anderen weiterzugeben. Dieser sollte den Zapfen aufnehmen können, ohne dass dieser auf den Boden fällt. Danach wird gewechselt. Diese Übung soll das gemeinsame Lachen, die Konzentration und die Genauigkeit fördern. Nochmals wird das Wanderlied von vorhin angestimmt. Wir gehen den Spaziergang weiter, ducken uns, um von den Ästen nicht gestreift zu werden. Dann drehen wir um und machen uns auf den Nachhauseweg. Der Gruppenleiter geht mit dem Korb voll Naturmaterialien herum. Jeder Teilnehmer nimmt sich eine Rinde oder einen Stein. »Welche Übungen fallen Ihnen mit den Zapfen, den Rinden, den Steinen ein?« »Wie können die Finger und Hände mit diesen Dingen bewegt werden?« Die Ideen der Teilnehmer werden aufgegriffen und alle werden zum Ausprobieren eingeladen. **Wir:** Die Zapfen, Rinden, Steine werden über dem Kopf von einem zum anderen weitergegeben. Die Steine werden dann zur Seite gelegt. Die Materialien (nur die Zapfen und Rinden) werden von einem zum anderen geworfen. Der Gruppenleiter befindet sich als Spielleiter in der Mitte. Die Zapfen und Rinden werden auf den Boden gelegt und es wird versucht, sie im Kreis mit den Füßen an den Nachbarn weiter zu schieben oder zu kicken. Gegen Ende des Hauptteils werden die Materialien im Uhrzeigersinn weitergegeben. Das Klatschen des Gruppenleiters bedeutet, dass die Richtung geändert werden muss. Es wird nun das Schwungtuch genommen. Leichtes Naturmaterial wird auf das Schwungtuch gelegt. Zu ruhiger Entspannungsmusik wird nun versucht, das Naturmaterial sanft zu bewegen, sodass nichts aus dem Tuch fällt und die Teilnehmer zur Ruhe kommen können.
Ausgangsphase	Die Teilnehmer sind nun entspannt. Dies ist der richtige Zeitpunkt, um kurz gemeinsam zu wiederholen: »Was haben Sie heute gemacht?« »Welche Materialien haben Sie in Händen gehalten oder berührt?« »Welche Bewegungen haben sie sich ausgedacht, wofür haben Sie die Materialien verwendet?« »Wie wurden die Materialien verwendet?« »Was hat Ihnen heute besonders gut getan?« **Ritual:** »Wenn Blätter von den Bäumen stürzen, die Tage täglich sich verkürzen, wenn Amsel, Drossel, Fink und Meisen die Koffer packen und verreisen, wenn alle Maden, Motten, Mücken, die wir versäumten zu zerdrücken, von selber sterben – so glaubt mir: Es steht der Winter vor der Tür!« (Erhardt 2009) Der Gruppenleiter bedankt sich für die Zusammenarbeit und dafür, dass er hier sein durfte. **Verabschiedung** nach den vier Säulen der Begegnung Wer möchte, kann einen Stein, einen Zapfen oder eine Rinde mitnehmen. Der Hauswurz wird der Gruppe überreicht und kann in den Garten eingesetzt werden. Er soll dafür stehen, dass im Herbst zwar vieles verblüht, dass das Leben aber weitergeht und wieder erblüht, sobald die Natur bereit ist.
Weiterführende Ideen	Integrativer Tanz mit Klanggeschichte zum Thema Herbst; Waldspaziergang mit anschließendem Kaffeehausbesuch; Adventgestecke machen

Tab. 8.2 (Fortsetzung)

Reflexion: Meine Rolle als Gruppenleiter reflektieren Reaktionen der Teilnehmenden reflektieren Stundenthema reflektieren Aufbau meiner Einheit reflektieren »Was sollte ich beim nächsten Mal beachten, anders machen?« »Was ist mir weniger gut gelungen?« »Was ist mir gut gelungen?« »Worauf blicke ich gerne zurück?«

8.3 »Ein Licht leuchtet«

Tab. 8.3 Titel/Thema: »Ein Licht leuchtet durch die Nacht«

Methode	Kreatives Gestalten
Kurzbeschreibung	Wir gestalten Laternen aus getrockneten Blättern und Blüten.
Förderziele	**Hauptziele:** Förderung der Beweglichkeit Förderung der Handgeschicklichkeit Förderung der Fein- und Grobmotorik Stärkung der Alltagskompetenzen Förderung der Motorik Stärkung der Auge-/Handkoordination Kreativität und Phantasie werden anregen Förderung der Sinne und der Wahrnehmung Brauchbare Produkte herstellen Sichere Handhabung der Materialien **Nebenziele:** Stärkung der Ich-, Sach- und Sozialkompetenz Stärkung des Wir-Gefühls Erinnern ermöglichen Freude am Tun Sinnvolle Tätigkeiten ermöglichen Biografisches Arbeiten Wohlfühlfaktor
Materialien	Getrocknete Blüten und Blätter, verschiedene Bastbänder, Laminiergerät, Laminierfolien, Seidenpapier, Lochgerät, Tuch, Kerze, Zünder, Reisig zur Deko, Bildmaterial zu Blüten und Blättern, Serviettenkleber, Pinsel, LED-Kerzen, Scheren
Hinweise zur Gruppenzusammenstellung	Bei aktiver Gruppe: 8 bis 12 Personen

Tab. 8.3 (Fortsetzung)

Eingangsphase	Ankommen **Begrüßung** nach den vier Säulen der Begegnung: Hautkontakt Blickkontakt Verbale und nonverbale Kommunikation Ungeteilte Aufmerksamkeit **Ritual:** Spruch: »Glück ist nicht in einem ewig lachenden Himmel zu suchen, sondern in ganz feinen Kleinigkeiten, aus denen wir unser Leben zurechtzimmern« (Carmen Sylva). **Kalenderarbeit** mit zur Jahreszeit passenden sensorischen Materialien: »Welche Jahreszeit haben wir?« »Wann beginnt der Winter?« »Welchen Monat haben wir?« »Was ist heute für ein Tag?« »Welches Datum und welches Jahr haben wir?« Die »dunkle« Jahreszeit hat auch viele schöne Seiten, welche fallen Ihnen ein?
Hauptteilphase	Die Mitte ist mit einem buntem Tuch, getrockneten Blüten, Kerzen und Naturdekoration gestaltet. **Memory-Fragen:** »Was entdecken Sie?« »Was ist typisch für diese Zeit?« (Kerzenlicht, gemütliche Abende, etc.) »Kennen Sie diese Blätter und Blüten?« Die Teilnehmer werden darauf hingewiesen, was auf sie zukommt: »Wir werden heute aus getrockneten Blüten und Blättern schöne Laternen herstellen.« Die Seidenpapierbögen werden aufgelegt und die Teilnehmenden können sich ihre Lieblingsfarbe auswählen. Die getrockneten Blüten und Blätter werden in die Mitte des Tisches gelegt, sodass sie alle Teilnehmer gut sehen können. **Memory-Fragen:** »Welche dieser Blüten gefällt Ihnen am besten?« »Ist Ihnen diese Blume/diese Blüte vertraut?« »Um welches Blatt handelt es sich?« »Hatten Sie solche Bäume/Sträucher im Garten oder in der Umgebung?« Die Teilnehmer können sich die passenden Blüten und Blätter aussuchen und dann auf das Seidenpapier kleben (mit Serviettenkleber). Wer Hilfe benötigt, bekommt diese natürlich. Alle Teilnehmer bekommen die Zeit, die sie benötigen. **Memory-Fragen:** »Finden Sie Kerzenlicht romantisch?« »Ist Ihnen dieses Seidenpapier bekannt?« »Wann werden besonders gerne Kerzen entzündet?« »Was bewirkt das Kerzenlicht bei Ihnen?« Wer möchte, könnte aus dem Papier auch herbstliche/winterliche Motive ausschneiden. Nachdem der Kleber getrocknet ist, kommt das Laminiergerät zum Einsatz. Die Seidenpapierbögen werden in die Laminierhüllen gelegt und durch das Laminiergerät geschickt. Diese Bögen müssen dann gut aushärten. **Memory-Fragen:** »Was gehört für Sie zu Herbst- und Winterabenden dazu?« »Mögen Sie es, wenn die Tage kürzer werden und es schon früh dunkel wird?« »Ist die Adventszeit etwas Besonderes für Sie?« »War die Adventszeit eine ruhige, besinnliche Zeit für Sie oder eher mit Stress und Hektik verbunden?«

Tab. 8.3 (Fortsetzung)

Hauptteilphase	Nachdem die Folien ausgehärtet sind, werden sie gerollt und zusammengehalten, dann werden zwei Löcher in die Mitte gestanzt. Diese sind wichtig, um die Laterne durch Bastbänder fixieren zu können. Die Teilnehmer können sich aussuchen, welche Farbe das Band haben soll. Sie schneiden die Bänder selbst zu, wenn sie es möchten. Danach werden die Folien zu einer Laterne zusammengerollt und mit dem Bastband befestigt. In die Laternen werden LED-Kerzen gestellt. Die fertigen Laternen werden aufgestellt und können von den Teilnehmenden betrachtet werden. Am Ende wird gemeinsam aufgeräumt.
Ausgangsphase	Die Laternen strahlen etwas ganz Besonderes aus. **Memory-Fragen:** »Was haben wir benötigt, um diese Laternen herzustellen?« »Wissen Sie noch, welche Blumen und Blätter wir verwendet haben?« »Worüber haben wir gesprochen?« **Ritual:** Spruch: »Glück ist nicht in einem ewig lachenden Himmel zu suchen, sondern in ganz feinen Kleinigkeiten, aus denen wir unser Leben zurechtzimmern« (Carmen Sylva). Die Teilnehmer erhalten zum Abschied ein Lavendelsäckchen. Der Gruppenleiter bedankt sich für die tolle Zusammenarbeit. Die gemeinsame Arbeit hat viel Spaß gemacht. **Verabschiedung** nach den vier Säulen der Begegnung
Weiterführende Ideen	Zubereitung eines Adventpunsches; Besuch eines Christkindlmarktes; Weihnachtskekse backen
Reflexion: Meine Rolle als Gruppenleiter reflektieren Reaktionen der Teilnehmenden reflektieren Stundenthema reflektieren Aufbau meiner Einheit reflektieren Was sollte ich beim nächsten Mal beachten, anders machen? »Was ist mir weniger gut gelungen?« »Was ist mir gut gelungen?« »Worauf blicke ich gerne zurück?«	

8.4 »Gut geschützt in den Winter«

Tab. 8.4 Titel/Thema: »Gut geschützt in den Winter«

Methode:	Montessori-Übungen des täglichen Lebens
Kurzbeschreibung	Die Teilnehmenden machen aus getrockneten Ringelblumen eine heilende Salbe.
Förderziele	**Hauptziele:** Stärkung der Identität Förderung der Ich-, Sach- Sozial- und Alltagskompetenz Erhaltung der Lebenskompetenz Bezug zur Realität/zum Alltag aufrecht erhalten Normalität ermöglichen Sinnvolle Arbeiten fördern und ermöglichen Förderung der Sinne und Wahrnehmung **Nebenziele:** Erinnerungsarbeit Wir-Gefühl stärken Lebensfreude durch sinnvolle Tätigkeiten fördern Biografiearbeit und Erinnerungsarbeit Förderung der Feinmotorik
Materialien	Getrocknete Ringelblumen, Kalender zum Abreißen, 1beiges Leinentuch, 1 Kräutermärchenbuch, 1 Mörser, Bilder mit Ringelblumen, Bienenwachs, ätherisches Öl, Döschen für die Salben, 1 Topf, 1 Sieb, 1 Messbecher, Etiketten, Stoffsäckchen, Ringelblumensamen, Schleifen, Olivenöl, Herdplatten und Kochlöffel
Hinweise zur Gruppenzusammenstellung	Bei klar orientierter Gruppe: 8 bis 10 Personen
Eingangsphase	Ankommen **Begrüßung** nach den vier Säulen der Begegnung: Hautkontakt Blickkontakt Verbale und nonverbale Kommunikation Ungeteilte Aufmerksamkeit **Ritual:** Sprüche (aus Niederkofler 1999, S. 10, 17): »Natur! Wer ihr zutraulich folgt, den drückt sie wie ein Kind an ihr Herz« (Johann Wolfgang von Goethe). »So sind denn … in den Kräutern und Blumen verborgene Geheimnisse Gottes, die kein Mensch wissen und spüren kann, es sei ihm denn von Gott eingegeben« (Hildegard von Bingen). **Kalenderarbeit** mit Naturmaterialen als Unterstützung: »Welche Jahreszeit haben wir?« »Welchen besonderen Monat haben wir?« »Was wird in diesem Monat gefeiert?« »Welches Datum haben wir heute?« Überleitung zum Hauptteil.

Tab. 8.4 (Fortsetzung)

Hauptteilphase	In der Mitte werden das beige Leintuch, der Mörser, die Ringelblumenbilder, das Bienenwachs, der Korb mit den Döschen, das ätherische Öl, der Topf, das Sieb, der Messbecher und der Löffel geschmackvoll angeordnet. **Memory-Fragen:** Beim Betrachten der Mitte: »Was könnten wir heute herstellen?« »Wofür benötigt man die bereitgestellten Materialien?« »Haben Sie früher selber Ringelblumensalbe hergestellt? »Was benötigt man dazu?« »Wofür wird diese Salbe bei Ihnen in der Familie verwendet?« Nun werden die Zutaten und Utensilien an jeden Teilnehmer zum Riechen, Fühlen, Ertasten und Begreifen herumgereicht. Jeder Teilnehmer bekommt die Zeit, die er benötigt. Dazu werden einige wenige Memory-Fragen gestellt. Wenn alle Personen die Gegenstände welche in der Mitte liegen in ihren Händen gehalten haben, werden diese zur Seite gelegt und die Mitte frei gemacht. Ein Tisch mit Kochplatten wird nun in die Mitte gestellt, sodass die Teilnehmenden von allen Seiten gut zusehen können. »Wie haben Sie die Ringelblumensalbe zubereitet?« »Welche Heilkräfte werden der Ringelblume nachgesagt?« (Entzündungen aller Art, Wundbehandlung, auch bei eitrigen und schlecht heilenden Wunden, Narbenbehandlung, Geschwüre aller Art, Beulen, Quetschungen, Blutergüsse, Muskelverletzungen, Magen- und Darmentzündungen, Magengeschwüre, Durchfall, Krebs) »Wie kann die Ringelblume verwendet werden?« (Teeaufguss, Spülung, Umschlag, Augenbäder) »Kennen Sie andere Heilkräuter aus dem Garten, die regelmäßig verwendet wurden?« »Was wurde früher anstatt Bienenwachs als Salbenbasis verwendet« (Schweineschmalz, Vaseline) Nun wird mit der Salbenherstellung begonnen. Wer helfen möchte, kann das selbstverständlich tun. Wenn das Öl warm und das Wachs geschmolzen ist, kann beim Einfüllen der Masse mitgeholfen werden. Danach werden die Döschen gefüllt und zum Auskühlen hingestellt. In der Zwischenzeit kann ein Teilnehmer, falls er/sie es möchte, die Etiketten schreiben. Der Arbeitsplatz wird gemeinsam aufgeräumt. Am Ende des Hauptteils kommen wieder alle zur Ruhe und es wird ein Kräutermärchen (Tegetthoff 2005) über die Ringelblume vorgelesen. Inzwischen kann die Salbe auskühlen. Nach dem Erkalten werden die Döschen verschlossen, mit dem Etikett versehen und mit einer Schleife verziert.
Ausgangsphase	Kurze Wiederholung der Einheit: »Können Sie sich erinnern, worüber wir heute gesprochen haben?« »Was haben wir zubereitet?« »Wie sind wir vorgegangen?« »Werden Sie die Salbe selber verwenden oder weiterschenken?« **Ritual:** Sprüche (aus Niederkofler 1999, S. 10,17): »Natur! Wer ihr zutraulich folgt, den drückt sie wie ein Kind an ihr Herz« (Johann Wolfgang von Goethe). »So sind denn … in den Kräutern und Blumen verborgene Geheimnisse Gottes, die kein Mensch wissen und spüren kann, es sei ihm denn von Gott eingegeben« (Hildegard von Bingen).

Tab. 8.4 (Fortsetzung)

Ausgangsphase	Der Gruppenleiter bedankt sich für die gute Zusammenarbeit. Die Salbendöschen werden ausgeteilt. Alle Teilnehmer erhalten ein Stoffsäckchen mit Ringelblumensamen und einem passenden Spruch – als Symbol für das Leben, das immer wieder keimt. Auf dem Etikett der Säckchen steht: »Sät die Keime in die Erde und ihr werdet es erleben: Wo immer Licht ist, egal wie schwach, diese Blume wird es finden« (Autor unbekannt). **Verabschiedung** nach den vier Säulen der Begegnung
Weiterführende Ideen	Kräuterseifen herstellen; Adventlikör machen
Reflexion Meine Rolle als Gruppenleiter reflektieren Reaktionen der Teilnehmenden reflektieren Stundenthema reflektieren Aufbau meiner Einheit reflektieren »Was sollte ich beim nächsten Mal beachten, anders machen?« »Was ist mir weniger gut gelungen?« »Was ist mir gut gelungen?« »Worauf blicke ich gerne zurück?«	

8.5 »Weihnachtsbäckerei«

Tab. 8.5 Titel/Thema: »In der Weihnachtsbäckerei«

Methode:	Gedächtnistraining
Kurzbeschreibung	Ganzheitliches Gedächtnistraining rund um weihnachtliche Köstlichkeiten
Förderziele	**Hauptziele:** Stärkung der Ich-Kompetenz Bezug zum Alltag aufrecht erhalten Orientierung ermöglichen Förderung des Langzeit- und Kurzzeitgedächtnisses Wissenserwerb, Wissensabruf aus dem Langzeitgedächtnis, Training der Konzentrations- und Merkfähigkeit, Wortfindungstraining , ordnen und sortieren, strukturieren Förderung der Sinne und der Wahrnehmung **Nebenziele:** Stärkung der Sozial- und Sachkompetenz Förderung des Wir-Gefühls Erinnerungsarbeit Sinngebende Tätigkeiten Förderung der Ausdrucks- und Kommunikationsfähigkeit Förderung der Fein- und Grobmotorik Förderung der Auge-/Handkoordination
Materialien	Spruchkalender, Kopien zum Rituallied, Keksausstecher, Nudelwalker, Sieb, Vanillezucker, Zimt, Orangen, Lebkuchengewürz, Keksunterlage, Kochschokolade, Waage, Tuch, Korb, Tischkalender, Säckchen mit Lebkuchen, Kerze, Glühwein, Servietten

Tab. 8.5 (Fortsetzung)

Hinweise zur Gruppenzusammenstellung	Bei orientierter Gruppe: 8 bis 10 Personen
Eingangsphase	Ankommen **Begrüßung** nach den vier Säulen der Begegnung: Hautkontakt Blickkontakt Verbale und nonverbale Kommunikation Ungeteilte Aufmerksamkeit **Kalenderarbeit:** Der Spruchkalender liegt auf dem Tisch. Die sich verändernde Natur wird als Anlass genommen, um über die Jahreszeit zu sprechen. »Welche Jahreszeit haben wir?« »Wann beginnt der Winter?« »Welchen Monat haben wir?« »Welche Feierlichkeiten fallen in diesen Monat?« »Welchen Wochentag haben wir?« »Welches Datum und welches Jahr haben wir?« **Ritual:** »Wir sagen Euch an, den lieben Advent, sehet die erste Kerze brennt, wir sagen Euch an, eine heilige Zeit, machet dem Herrn die Wege bereit, freut Euch Ihr Christen, freuet Euch sehr, schon ist nahe der Herr!« (Ferschl 1996)
Hauptteilphase	In der Mitte ist der Korb mit einem Tuch bedeckt. Der erste Teilnehmer wird eingeladen, unter das Tuch zu greifen: »Welchen Gegenstand können Sie wahrnehmen?« »Wie fühlt er sich an?« »Ist der Gegenstand klein, groß, hart, weich?« Der Gegenstand kann herausgenommen werden. »Um welchen Gegenstand handelt es sich?« »Haben Sie solche Gegenstände und Materialien auch verwendet?« Der Gegenstand wird nun von einem Teilnehmer zum nächsten weitergegeben. Jeder hat die Möglichkeit zu fühlen, zu »be-greifen«, zu riechen, sich mitzuteilen. »Ist Ihnen dieses Material/dieser Gegenstand vertraut?« »Woran erinnert es/er sie?« »Werden diese Materialien heute auch noch verwendet?« »Aus welchem Material sind die einzelnen Gegenstände?« Die Teilnehmer werden eingeladen, die Materialien und Gegenstände zu ordnen: »Zu welcher Gruppe werden die folgenden Gegenstände zusammengefasst?« (Keksausstecher, Nudelwalker, Keksunterlage, Küchenwaage, Sieb). Lösung: Gebrauchsgegenstände. »Zu welcher Gruppe werden folgende Utensilien zusammengefasst?« (Vanillezucker, Zimt, Orangen, Lebkuchengewürz, Kochschokolade). Lösung: Lebens-/Genussmittel) Nun wird der Korb wieder eingeräumt und die Mitte frei gemacht. Die Teilnehmenden werden gefragt wer das Wort »Adventszeit« auf einen Bogen Papier schreiben möchte. Wir suchen nun zu jedem Buchstaben Wörter und Begriffe, die zur Adventszeit passen (Anis, Dominosteine, Vanille, Einladung, Nussplätzchen, Tannenbaum, Stern, Zelten, Ingwer, Tee, Engel). »Haben Sie gerne Kekse und weihnachtliche Köstlichkeiten gebacken?« »Welche fallen Ihnen ein?« »Welches ist Ihre Lieblingssorte?«

Tab. 8.5 (Fortsetzung)

Hauptteilphase	Im Advent wird es schon früh dunkel, das Licht ist sehr wichtig. »Kennen Sie Redewendungen, in denen das Wort ‚Licht' vorkommt?« (»Das Licht der Welt erblicken«, »Jetzt geht mir ein Licht auf«, »Jemanden hinters Licht führen«, »Wo Licht ist, ist auch Schatten«, »Licht am Ende des Tunnels sehen«). »Können Sie mir dabei helfen, aus dem Wort »Kokosbusserl« möglichst viele sinnvolle Wörter zu bilden?« (Z. B. Krokus/Kuss/Busserl/Kokos/Kerl/Bus/Rose/Roserl/Russe/Los) Die Gruppenstunde soll nun gemütlich zu Ende gehen: Die Teilnehmenden richten gemeinsam den Tisch her. Es werden Servietten ausgeteilt, jeder erhält eine Tasse und in die Mitte wird ein Teller mit Lebkuchen gestellt. Die Kerze wird entzündet und der Glühwein eingeschenkt.
Ausgangsphase	Die Einheit wird kurz zusammengefasst: »Worüber haben wir heute gesprochen?« »Was haben wir heute alles gemacht?« »Welche Materialien haben Sie in den Händen gehalten?« »Was ist für Sie das Besondere an der Adventszeit?« »Woran denken Sie gerne zurück?« »Welchen Weihnachtswunsch, Weihnachtsgedanken geben Sie Ihrer Sitznachbarin mit auf den Weg?« **Ritual:** »Wir sagen Euch an, den lieben Advent, ...« (Ferschl 1996) Der Gruppenleiter bedankt sich bei den Teilnehmenden für die tolle Mitarbeit und Zusammenarbeit. Jeder bekommt ein Säckchen mit Lebkuchen mit. **Verabschiedung** nach den vier Säulen der Begegnung
Weiterführende Ideen	Gemeinsames Backen von Lebkuchen Herstellen eines Adventgesteckes Gestalten einer Weihnachtsdekoration unter Verwendung von Keksausstechern
Reflexion: Meine Rolle als Gruppenleiter reflektieren Reaktionen der Teilnehmenden reflektieren Stundenthema reflektieren Aufbau meiner Einheit reflektieren Was sollte ich beim nächsten Mal beachten, anders machen? Was ist mir weniger gut gelungen? Was ist mir gut gelungen? Worauf blicke ich gerne zurück?	

Literatur

Erhardt H (2009) Der große Heinz Erhardt. Lappan, Oldenburg
Niederkofler C (1999) Die Kraft der Kräuter. Vom Umgang mit Heilpflanzen. Verlag, Ort
Ferschl M (1996) Wir sagen euch an den lieben Advent. Ill. von Anne Mussenbrock. Coppenrath, Münster
Grafik-Werkstatt Bielefeld (2010) Erinnerungen an einen lieben Menschen. Grafik-Werkstatt Bielefeld
Tegetthoff, F, Utermöhlen C (2005) Neue Kräutermärchen. Nymphenburger, München

Stundenbilder – Beispiele für Montessorieinheiten

Lore Wehner, Ylva Schwinghammer

Die Original-Version dieses Kapitels wurde korrigiert.
Ein Erratum finden Sie unter DOI 10.1007/978-3-662-49799-9_11

L. Wehner, Y. Schwinghammer, *Sensorische Aktivierung*,
DOI 10.1007/978-3-662-49799-9_9, © Springer-Verlag GmbH Deutschland 2017

Im nachfolgenden Teil finden Sie weitere Montessori-Stundenbilder, die in dieser Form schon durchgeführt und erprobt wurden. Sie können diese anhand der Ablaufbeschreibungen auf Ihrer Station, in Ihrem Haus anbieten, durchführen oder als Anregung und Ideensammlung nutzen, um eigene Montessorieinheiten zu kreieren

9.1 Aktivierung im Jahreskreis

Die folgenden Stundenbilder ◻ Tab. 9.1 , ◻ Tab. 9.2, ◻ Tab. 9.3, ◻ Tab. 9.4, ◻ Tab. 9.5, ◻ Tab. 9.6, ◻ Tab. 9.7, ◻ Tab. 9.8, ◻ Tab. 9.9, ◻ Tab. 9.10, ◻ Tab. 9.11, ◻ Tab. 9.12, ◻ Tab. 9.13, ◻ Tab. 9.14, ◻ Tab. 9.15, ◻ Tab. 9.16, ◻ Tab. 9.17, ◻ Tab. 9.18, ◻ Tab. 9.19, ◻ Tab. 9.20, ◻ Tab. 9.21, ◻ Tab. 9.22 befassen sich mit der Aktivierung im Kreis der vier Jahreszeiten. Die Struktur und der Aufbau der Stundenbilder wurden im Laufe der Zeit weiterentwickelt. Die aktuelle Stundenbildvorlage finden Sie in ► Kap. 10, Arbeitsblatt 6.

◻ **Tab. 9.1** Montessorieinheit »Jahreszeiten

Aktivität	Jahreszeiten bewusst erleben.
Ziele	Den Jahreskreis bewusst erleben: Bezug zum Jahr, zum Monat, zum Tag bewahren, die Jahreszeiten erkennen, benennen und ihnen jeweils Tätigkeiten, Rituale und Bräuche zuordnen. Anregung der Kommunikation, der Wortfindung, des Sprachschatzes, der Satzbildung und der Gesprächskultur. Soziale Interaktion, Wir-Bewusstsein erleben. Erinnerungsarbeit und Gedächtnistraining. Anregung der Feinmotorik: Stifthaltung, Schreiben etc.
Material	Kalenderblätter, Montessori-Jahreskreis, Papier den Jahreszeiten entsprechend (blau – Winter, grün – Frühling, rot oder gelb – Sommer, braun oder orange – Herbst), Stifte
Vorbereitung	Kalenderblätter, Jahreskreis und Papier werden ansprechend auf den Tisch gelegt. Das Motto der Stunde wird in Großbuchstaben und stark umrahmt in der Mitte platziert.
Begrüßung	Gleichbleibendes Begrüßungsritual: Klangschale. Sie wird zu Beginn einmal kräftig angeschlagen, um die Teilnehmer auf die Stunde einzustimmen. Persönliche Begrüßung: Initialberührung, Blickkontakt, verbale Zuwendung. Gespräche über die vergangene Weihnachtszeit zur Bewusstmachung des Jahreszyklus. Der Hinweis »Ein neues Jahr hat begonnen« leitet das Thema ein.
Einstimmung	Kalenderblätter werden betrachtet und den Monats- und Jahreszeitenkarten zugeordnet. Der Wochentag, das Datum und das Jahr werden genannt. (Karten mit dem Tag, dem Datum und dem Jahr liegen bereit.)
Erinnerungsarbeit – Gedächtnistraining	Anregung der Kommunikation und der sozialen Interaktion. Mögliche Fragen: »Warum ordnet man dem Monat Jänner die Farbe Blau zu?« (Hinweis auf die Jahreszeit). Stichwort Winter: »Was haben Sie unternommen, als es geschneit hat?« (Schneemann bauen, Ski fahren, Rodel fahren usw.) »Wer war mit dabei? Waren Sie auf Winterurlaub? Und wo waren Sie?« »Welche Speisen ordnet man dem Winter zu? »(z. B. Kohl, Kraut, …) »Welche besondere Zeit kommt nach der Weihnachtszeit?« (Faschingszeit) »Was haben Sie in der Faschingszeit unternommen?« »Welche Speisen ordnet man der Faschingszeit zu?« (z. B. Krapfen, ...) Je nach Ausdauer und Konzentration werden alle Monate durchgenommen. Es wird empfohlen, für jede Jahreszeit eine eigene Stunde abzuhalten.

Tab. 9.1 (Fortsetzung)

Aktivität – Handlungsablauf	Gemeinsames Gestalten des Gangbereiches: Kalenderblätter werden auf farbigen Untergrund geklebt, Namenskarten werden zugeordnet. Erkennen → benennen → zuordnen! Fertige Werke werden am Gangbereich aufgehängt. Die jeweilige Jahreszeit wird optisch gekennzeichnet, der Kalender hängt bei der entsprechenden Jahreszeit. Jeder Teilnehmer kann seinen Geburtstag in einem Geburtstagskalender eintragen. Anregung der Kommunikation – Mögliche Fragen: »Wie haben Sie Ihren Geburtstag gefeiert?« »Was haben Sie unternommen?« »Was haben Sie gegessen?«
Ausklang	Nachbesprechung der Montessorieinheit. Abschluss – Klangschale! Hinweis auf die nächste Stunde – Einladung! »Wir bauen einen Schneemann und beobachten, wie er schmilzt.«
Weiterführende Ideen	Der Jahreskreis wird laufend aufgearbeitet – Aktualisierung der Jahreszeitentafel. Jede beginnende Jahreszeit wird so bewusst gemacht.

Tab. 9.2 Montessorieinheit »Jahresbeginn«

Aktivität	»Ein neues Jahr beginnt.«
Ziele	Den Jahreskreis bewusst erleben: »Ein neues Jahr beginnt.«: Kommunikation, Wortfindung und Sprachschatz zum Thema »Jahresbeginn« anregen, Kalenderfotos, um Erinnerungen abzurufen, soziale Kompetenz zu fördern, Gestalten des Gangbereiches der Jahreszeit entsprechend, Bezug zum Jahr, zum Monat, zum Tag bewahren.
Material	Glücksklee, Glücksbringer, Kalender, Glücksfische, Bleigießen (Löffel, Bleiformen), Kalender vom Jahr u. v. m.
Vorbereitung	Kalenderfotos hinterkleben, verschiedene Kalenderblätter auf den Tisch legen. Glücksbringer in einen Tastsack oder eine Überraschungskiste geben. Variation: Glücksbringer auf den Tisch stellen.
Begrüßung	Gleichbleibendes Begrüßungsritual: Klangschale wird zu Beginn einmal kräftig angeschlagen, um die Teilnehmer auf die Stunde einzustimmen. Persönliche Begrüßung: Initialberührung, Blickkontakt, verbale Zuwendung.
Einstimmung	Eine Überraschungskiste steht in der Mitte des Tisches. Die Kiste wird im Kreis herumgereicht. Die Worte »Das Thema der heutigen Stunde ist in dieser Kiste« sollen die Bewohner anregen, alle Sinne einzusetzen, um das Thema zu erraten.
Erinnerungsarbeit – Gedächtnistraining	In der Überraschungskiste befinden sich Glücksbringer. Durch die Frage »Welche Glücksbringer kennen Sie?« soll Gedächtnistraining und Erinnerungsarbeit angeregt werden. Jeder Teilnehmer kann über Bräuche, Rituale usw. aus dem Leben erzählen (Anregung der Kommunikation, der Wortfindung, des Sprachschatzes, der sozialen Interaktion, des Wir-Bewusstseins). Mögliche Fragen für das Gedächtnistraining: »Welche Speisen wurden zu Silvester gekocht?« »Welche Getränke hat es zu Silvester gegeben?« »Wo haben Sie Silvester gefeiert?« »Welche Personen waren dabei?«

Tab. 9.2 (Fortsetzung)

Aktivität – Handlungsablauf	Kalenderblätter werden in die Mitte des Tisches gelegt. Jedes Foto wird besprochen und Tag und Monat im Kalender vermerkt. Kommunikation über den Winter wird angeregt: Winteraktivitäten, Sportmöglichkeiten – Anregung, aus dem Leben zu erzählen (Bräuche, Rituale, Familiengepflogenheiten). Anregung der Kommunikation: »Was wünschen wir uns?« »Was wünschen wir anderen?« Glücksklee wird an die Bewohner verteilt, Wünsche für jemand anderen werden schriftlich festgehalten und nach der Einheit im Gangbereich aufgehängt. Bei einer aktiven Gruppe wäre es schön, wenn Glücksklee und Wünsche an die jeweilige Person persönlich weitergegeben werden.
Ausklang	Als Abschluss werden die Bewohner zu einem Gläschen Sekt und einem Glücksfisch eingeladen. Jeder Bewohner kann sich einen Glücksbringer aussuchen.
Weiterführende Ideen	Der Jahreskreis wird laufend aufgearbeitet. Jeder Monat wird auf der Station in Bild, Farbe und Kalendermaterial dargestellt. Durch den Ankauf einer Uhr soll der Bezug zur Uhrzeit, zum Datum aufrechterhalten werden.

Tab. 9.3 Montessorieinheit »Faschingszeit«

Aktivität	Faschingszeit – Bräuche im Jahreskreis
Ziele	Gegenstände wahrnehmen, beschreiben, erkennen und benennen. Gedächtnistraining – Erinnerungsarbeit, Wortfindung – Sprachschatz, verbale Ausdrucksfähigkeit, sinnvolle Tätigkeiten ausüben: Herstellung eines Kasperlkrapfens, Gestalten einer Maske, Tischschmuck für das Faschingsfest
Material	Gegenstände zum Thema Faschingszeit: z. B. Kostüme, Masken, Konfetti, Papierschlangen, Bilder von Faschingsumzügen, Krapfen, Eistüten, Zuckerglasur, Smarties, Tortenspitze etc.
Vorbereitung	Ein Tastsack mit typischen Gegenständen aus der Faschingszeit liegt am Tisch. Utensilien für die Herstellung des Faschingskrapfens stehen am Servierwagen.
Begrüßung	Gleichbleibendes Begrüßungsritual: Klangschale wird zu Beginn einmal kräftig angeschlagen, um die Teilnehmer auf die Stunde einzustimmen. Persönliche Begrüßung: Initialberührung, Blickkontakt, verbale Zuwendung.
Einstimmung	Kalenderarbeit Am Abreißkalender wird der aktuelle Tag gesucht, das Datum abgelesen, Jahreszahl, Monat sowie die Jahreszeit benannt. Es wird auf die Faschingszeit hingewiesen. Gesprächsrunde zum Thema. Mögliche Fragen: »Wie haben Sie die Faschingszeit verbracht?« »Welche Bräuche, Rituale in der Faschingszeit kennen Sie?«
Erinnerungsarbeit – Gedächtnistraining	Die Teilnehmer werden eingeladen, Faschingsgegenstände im Tastsack zu ertasten, zu »be-greifen«. Die Eindrücke werden beschrieben, die Wahrnehmung wird angeregt, die Wortfindung trainiert. Gegenstände aus dem Tastsack werden im Kreis gereicht, betrachtet, beschrieben, berührt, gespürt – Erinnerung wird verbalisiert. Mögliche Fragen: »Woran erinnert Sie der Cowboyhut/die Straußenfeder/die Maske?«

Tab. 9.3 (Fortsetzung)

Erinnerungsarbeit – Gedächtnistraining	»Wie fühlt sich der Gegenstand (z. B. die Straußenfeder) an?« »Beschreiben Sie den Gegenstand in Ihrer Hand!« (glatt, weich, hart, ...) »Welches Kostüm haben Sie im Fasching getragen?« »Was haben Sie dazu benötigt?« Faschingskrapfen: »Woraus werden sie gemacht, womit werden sie gefüllt?« Heringsschmaus: »Welche Erinnerungen verbinden Sie damit?«
Aktivität – Handlungsablauf	Herstellen einer Faschingsmaske – je nach Handgeschicklichkeit und Feinmotorik Herstellung eines Kasperlkrapfens (Krapfen, Eistüten, Zuckerglasur, Smarties, Tortenspitze) Aktivität Kasperlkrapfen: Krapfen werden auf den Tisch gestellt Mögliche Fragen: »Woraus ist ein Faschingskrapfen gemacht, womit ist er gefüllt?« »Wer von Ihnen hat Faschingskrapfen selbst hergestellt?« »Welche Zutaten benötigt man, um einen Krapfen herzustellen?« Fertiger Kasperlkrapfen wird den Teilnehmern gezeigt. Darbietung: Gruppenleiter stellt vor den Augen der Teilnehmer einen Kasperlkrapfen her, lädt zur Nacharbeit ein. Bei Gruppen mit geringer Handgeschicklichkeit ist Hilfestellung notwendig, so kann z. B. die Zuckerglasur auf die Eistüte gespritzt werden usw.
Ausklang	Ausklang der Stunde ist das gemeinsame Verspeisen eines Faschingskrapfens oder eines kleinen Punschkrapfens.
Weiterführende Ideen	Faschingsparty: gemeinsam gestalten, planen, umsetzen

Hinweise zur Durchführung von Festen mit Bewohnern mit dementieller Beeinträchtigung

Faschingsfest: Beachten Sie bitte bei Menschen mit dementieller Beeinträchtigung, dass Verkleidungen Unruhe, Angst und Stress auslösen können! Faschingsfeste mit Bewohnern mit dementieller Beeinträchtigung im gewohnten Bereich abhalten, verzichten Sie auf Feste im großen Rahmen. Gemeinsame Feiern mit anderen Stationen sind nach Erfahrung mit Demenzstufe 1 meist noch möglich, danach nicht mehr empfehlenswert!

Tab. 9.4 Montessorieinheit »Frühlingsbeginn«

Aktivität	Den Beginn der neuen Jahreszeit »Frühling« bewusst erleben.
Ziele	Gegenstände und Blumen wahrnehmen, beschreiben, erkennen und benennen. Gedächtnistraining, Erinnerungsarbeit, Training der Wortfindung und des Sprachschatzes, Förderung der verbalen Ausdrucksfähigkeit, Aktivierung, Biografiearbeit, Bezug zur Jahreszeit aufrechterhalten, Jahreszeitenablauf bewusst erleben, Freude mit Blumen: Anregung, Motivation.
Material	Frühlingsblumen – Primel, Krokus, Vergissmeinnicht, Schneerose, Schneeglöckchen, Hyazinthe, Tulpe, Gänseblümchen etc. Wortkarten den Blumen entsprechend, Korb, Gartenschere, Gartenhandschuhe, Blumentöpfe, Kalenderbilder vom Frühling

Tab. 9.4 (Fortsetzung)

Vorbereitung	Mitgebrachte Gegenstände und Blumen werden in einem Korb präsentiert. Gartengeräte, Gartenschere, Blumentöpfe, Erde usw. werden dazugelegt.
Begrüßung	Gleichbleibendes Begrüßungsritual: Klangschale wird zu Beginn einmal kräftig angeschlagen, um die Teilnehmer auf die Stunde einzustimmen. Persönliche Begrüßung: Initialberührung, Blickkontakt, verbale Zuwendung.
Einstimmung	Kalenderarbeit: Datum, Monat, Jahr und Jahreszeit kurz besprechen, auf das der Jahreszeit entsprechende Bild hinweisen, neue Jahreszeit begrüßen. Blumenkorb wird betrachtet – auf den Wechsel der Jahreszeit wird hingewiesen. Eine Blume wird im Kreis gereicht, jeder Teilnehmer, der etwas erzählen möchte, kann dies tun.
Erinnerungsarbeit – Gedächtnistraining	Die Teilnehmer werden eingeladen, einen Blumenstock nach dem anderen im Kreis zu reichen. Sie werden aufgefordert, daran zu riechen, die Blätter zu berühren, zu beschreiben, Farben der Blumen zu nennen u. v. m. Stehen alle Blumen auf dem Tisch, werden Wortkarten gezeigt, Teilnehmer lesen, suchen die genannte Blume und legen die Wortkarte zum entsprechenden Blumenstock. Während des Betrachtens der Blumen werden die Teilnehmer aufgefordert, von ihren Tätigkeiten im Frühling zu Hause, in ihrer Wohnung oder in ihrem Garten zu berichten. Erinnerungsarbeit – Biografiearbeit. Gegenstände (Handschuhe, Schere, Erde) werden berührt, beschrieben – sollen Erinnerungen abrufen. Tätigkeiten im Garten im Frühling werden beschrieben, z. B. Garten umstechen, Büsche und Bäume schneiden, Samen säen, Wiese mit dem Rechen bearbeiten etc. Tätigkeiten in der Wohnung aufzählen: Fenster putzen, Wohnung putzen, Winterkleidung wegräumen, mit Mottenkugeln versehen, Stiefel putzen, mit Zeitung ausstopfen etc.
Ausklang	Wortkarten werden nach der Reihe gezeigt, Teilnehmer sind aufgefordert, erneut die passenden Blumen zu suchen und diese wieder in den Korb zurückzustellen. Zusammenfassung, Verbalisierung der gerade abgehaltenen Einheit. Abschiedsritual: persönliche Verabschiedung, eventuell Klangschale
Weiterführende Ideen	Blumen-Memory herstellen, Gummispannbrett: Zusatzmaterial von Prüfl mit dem Blumenmaterial einsetzen (www.pruefl.com)

Tab. 9.5 Montessorieinheit »Osterbäume«

Aktivität	Rituale zur Osterzeit, kreatives Gestalten
Ziele	Gegenstände wahrnehmen, beschreiben, erkennen und benennen. Gedächtnistraining, Erinnerungsarbeit, Training der Wortfindung und des Sprachschatzes, Förderung der verbalen Ausdrucksfähigkeit, Aktivierung, Biografiearbeit, Erinnerungsarbeit. Bezug zur Jahreszeit aufrechterhalten, Jahreszeitenablauf bewusst erleben. Förderung der Kreativität, der Handgeschicklichkeit: Ostereier in Rolltechnik
Material	Osterbäume aus Holz, Ostereier aus Plastik und Styropor, Bastbänder zum Aufhängen, Acryl- oder andere flüssige Farben, Frischhaltefolie, Buchsbaum, Osterschmuck Ihrer Wahl
Vorbereitung	Osterbäume und Material ansprechend vorbereiten und zur Benutzung bereitstellen.

Tab. 9.5 (Fortsetzung)

Begrüßung	Gleichbleibendes Begrüßungsritual: Klangschale wird zu Beginn einmal kräftig angeschlagen, um die Teilnehmer auf die Stunde einzustimmen. Persönliche Begrüßung: Initialberührung, Blickkontakt, verbale Zuwendung
Einstimmung	Kalenderarbeit, Datum, Monat, Jahr und Jahreszeit kurz besprechen, auf das der Jahreszeit entsprechende Bild hinweisen, auf die nächsten Rituale, Feste eingehen. Ein Osterei oder -hase usw. wird im Kreis gereicht, jeder Teilnehmer hat die Möglichkeit, etwas mitzuteilen, wenn er möchte.
Erinnerungsarbeit – Gedächtnistraining	Buchsbaum wird berührt, daran gerochen. Teilnehmer werden aufgefordert, Erinnerungen, Erlebnisse, an die sie der Buchsbaum erinnert, zu erzählen. Osterbräuche und Rituale, die den Teilnehmern vertraut sind, beschreiben, eventuell aufschreiben.
Aktivität – Handlungsablauf	Ostereier werden in Farbe gerollt – dazu auf Frischhaltefolie Farbe auftragen, das Ei darin einwickeln und sanft mit der Hand rollen. Danach Folie vorsichtig entfernen und Ei zum Trocknen aufhängen. – Eine einfache Technik, die für jedermann umsetzbar ist. Fertige Ostereier werden auf die Osterbäume gehängt. Buchsbaum wird mit der Gartenschere zerteilt, am Osterbaum befestigt.
Ausklang	Gemeinsam Osterlieder singen, Osterpinze essen. Die fertigen Osterbäume zur Dekoration auf der Station verteilen.
Weiterführende Ideen	Osterbüsche binden

Tab. 9.6 Montessorieinheit »Ostereier färben«

Aktivität	Gemeinsam die Osterzeit begehen, Eier färben
Ziele	Die Zeit vor Ostern bewusst erleben und gestalten. Gegenstände wahrnehmen, beschreiben, erkennen und benennen. Gedächtnistraining, Erinnerungsarbeit, Training der Wortfindung und des Sprachschatzes, Förderung der verbalen Ausdrucksfähigkeit, Aktivierung der Teilnehmer, Biografiearbeit, Erinnerungsarbeit. Bezug zur Jahreszeit aufrechterhalten, Jahreszeitenablauf bewusst erleben. Förderung der Kreativität, der Handgeschicklichkeit und Feinmotorik, Training der Alltagskompetenz: Eier färben, Wir-Bewusstsein stärken.
Material	(Hart gekochte) Eier, Eierfarben, Becher oder Schalen (bewährt hat sich das Färben mit Kaltfarben), Alufolie, Fett oder Butter, Utensilien der Osterzeit, z. B. Ratsche, Palmbuschen, Eierfarben, Osterlamm etc.
Vorbereitung	Utensilien, die der Osterzeit zugeordnet werden, werden in einem Osterkorb in die Mitte des Tisches gestellt. Eier kochen (wenn möglich, gemeinsam mit den Bewohnern).
Begrüßung	Gleichbleibendes Begrüßungsritual: Klangschale wird zu Beginn einmal kräftig angeschlagen, um die Teilnehmer auf die Stunde einzustimmen. Persönliche Begrüßung: Initialberührung, Blickkontakt, verbale Zuwendung.

Tab. 9.6 (Fortsetzung)

Einstimmung	Kalenderarbeit, Datum, Monat, Jahr und Jahreszeit kurz besprechen, auf das der Jahreszeit entsprechende Bild hinweisen, auf die nächsten Rituale, Feste eingehen. Osterkorb wird im Kreis gereicht. Jeder Teilnehmer kann sich einen Gegenstand herausnehmen und diesen betrachten. Anregung – Aktivierung – gezielte Memory-Fragen: »Woran erinnert Sie der Osterkorb?« »Wie haben Sie die Osterzeit früher verbracht?« »Welche Bräuche kennen Sie?« »Erzählen Sie uns von der Osterzeit in Ihrer Kindheit!« »Was haben Sie mit Ihren Kindern in der Osterzeit gemacht?«
Erinnerungsarbeit – Gedächtnistraining	Jeder Gegenstand wird im Kreis gereicht, beschrieben, benannt und der jeweiligen Tätigkeit oder dem Brauch zugeordnet. Einzelne Bräuche beschreiben, Teilnehmer motivieren, von Brauchtum in der Familie, in ihrer Kindheit zu erzählen, z. B. Ratsche – Was bedeutet die Ratsche? Wann wird dieser Brauch gelebt? Speisen der Osterzeit aufzählen, regionale Spezialitäten etc., z. B: Osterpinze, Osterschinken, Ei, Meerrettich, Osterbrot, Rauchfleisch ...
Aktivität – Handlungsablauf	Eier in die fertige Osterfarbe legen. (Es empfiehlt sich, zwei Päckchen pro Farbe zu nehmen, da die Farben dann intensiver werden.) Eier in der Farbe rollen Eier aus der Farbe nehmen, zum Abtropfen auf Papier legen Nach dem Erkalten die Eier in Fett oder Butter drehen
Ausklang	Memorytechnik: gemeinsames Wiederholen, Verbalisieren der Aktivität, Tätigkeiten beschreiben Fertige Eier werden in Osterkorb gelegt. Jeder Teilnehmer kann ein Ei seiner Wahl mitnehmen Feedbackrunde bei orientierten Teilnehmern
Weiterführende Ideen	Gefärbte Eier für die Osterpinze verwenden Eieraufstrich zubereiten Osterbäckereien herstellen, z. B. Osterlamm backen

Tab. 9.7 Montessorieinheit »Erdbeerzeit«

Aktivität	Erdbeeren verkosten, Erdbeeren mit Rahm oder Joghurt zubereiten
Ziele	Erinnerungsarbeit, Training der Wortfindung und der verbalen Ausdrucksfähigkeit, Anregung des gustatorischen, olfaktorischen und taktilen Sinnes, Training der Feinmotorik, der Handgeschicklichkeit, aktive Sinnesarbeit, Aktivierung, Übung des täglichen Lebens, Verinnerlichen des Jahreszeitenablaufes, Bezug zur Jahreszeit aufrechterhalten
Material	Erdbeeren, Messer, Schneidbrett, Sauerrahm, Joghurt, Buttermilch o. Ä., Behälter, Schalen
Vorbereitung	Schön wäre es, wenn Sie mit den Teilnehmern frische Erdbeeren pflücken oder einkaufen könnten. Eine weitere Idee ist, Erdbeeren im Garten zu pflanzen.
Begrüßung	Gleichbleibendes Begrüßungsritual: Klangschale wird zu Beginn einmal kräftig angeschlagen, um die Teilnehmer auf die Stunde einzustimmen. Persönliche Begrüßung: Initialberührung, Blickkontakt, verbale Zuwendung.

Tab. 9.7 (Fortsetzung)

Einstimmung	Im gemeinsamen Gespräch wird auf die Jahreszeit und den Monat Juni eingegangen. Gespräch über die ersten reifen Früchte im Garten anregen. Tätigkeiten im Garten aufzählen.
Erinnerungsarbeit – Gedächtnistraining	Erdbeeren betrachten, spüren, verkosten Geschmack und Farbe beschreiben Rezepte sammeln: Was kann man mit den Erdbeeren alles herstellen? Welche Zutaten benötigt man? Assoziationen erfragen, z. B. »Woran erinnert Sie der Geruch, der Geschmack?«
Aktivität – Handlungsablauf	Gemeinsames Zubereiten der Erdbeeren mit Rahm: Handlungsablauf erklären, bei Menschen mit dementieller Beeinträchtigung unbedingt einmal vorzeigen, wenn nötig Hilfestellung geben. Erdbeeren waschen, von den Blättern befreien Erdbeeren in Stücke schneiden Mit Zucker oder Honig vermischen Sauerrahm, Joghurt oder Buttermilch beimengen, alles durchmischen und ansprechend herrichten
Ausklang	Ausklang der Einheit ist das gemeinsame Verspeisen der hergestellten Erdbeergerichte. Dabei werden nochmals die Sinneseindrücke beschrieben, die Assoziationen abgerufen und ausgedrückt.
Weiterführende Ideen	Erdbeertorte herstellen Erdbeerbowle herstellen Erdbeermarmelade kochen Rezeptsammlung (Mappe) anlegen und im Gemeinschaftsraum für Angehörige und Bewohner ausstellen. Immer wieder um neue Rezepte aus anderen Einheiten (z. B. Äpfel schälen und schneiden) erweitern.

Tab. 9.8 Montessori-Einheit »Sommer, Sonne, Sonnenschein«

Aktivität	Auf den Sommer einstimmen, Eis essen
Ziele	Erinnerungsarbeit: Sommer – Urlaubszeit – Italien, Assoziationen zum Thema Sommer, Training des Wortschatzes, der Wortfindung, Gedächtnistraining, Förderung der verbalen Ausdrucksmöglichkeiten, Erinnerungsarbeit, Training des Kurzzeitgedächtnisses, Aktivierung des Langzeitgedächtnisses, Weckung der Lebensfreude, Wir-Bewusstsein stärken u. v. m.
Material	Kalender, vier bis sechs verschiedene Sorten Eis, Eistüten, Eislöffel, Portionierer, Koffer mit Reiseutensilien, z. B. Bücher, Badetuch, Sonnencreme, Fotoapparat, Reiseführer von Italien, Eiskarte etc. Kassettenrecorder oder CD-Player mit Sommermusik (z. B. italienische Lieder aus den 30er- und 40er-Jahren)
Vorbereitung	Gegenstände im Koffer verstauen, Lieblingseissorten der Bewohner herausfinden und diese besorgen, Musik auswählen und zusammenstellen. Einheit wenn möglich im Garten abhalten, Umgebung (Tisch, Stühle, Material) entsprechend vorbereiten.
Begrüßung	Gleichbleibendes Begrüßungsritual: Klangschale wird zu Beginn einmal kräftig angeschlagen, um die Teilnehmer auf die Stunde einzustimmen. Persönliche Begrüßung: Initialberührung, Blickkontakt, verbale Zuwendung

Tab. 9.8 (Fortsetzung)

Erinnerungsarbeit – Gedächtnistraining	Gezielte Fragen an die Teilnehmer: »Welche Länder haben Sie besucht?« »Welches Land ist Ihr Lieblingsurlaubsland?« »Welche Lieblingsplätze oder Orte haben für Sie eine besondere Bedeutung?« »Was gefällt Ihnen z. B. an Italien besonders gut?« »Gibt es besondere Erlebnisse von Ihren Urlaubsreisen, die Sie uns erzählen möchten?« »Wer hat Sie dabei begleitet?« »Welche regionalen Speisen haben Sie gegessen?« »Welches Museum haben Sie besucht?« »Welche Sehenswürdigkeiten haben Sie gesehen?« Mitgebrachter Koffer wird in die Mitte des Tisches gestellt. Jeder Teilnehmer kann einen Gegenstand herausnehmen. Assoziationen und Erinnerungen abrufen und verbalisieren! Jeder Gegenstand wird im Kreis gereicht, betrachtet, jeder Teilnehmer kann etwas zu diesem Gegenstand erzählen. (Prinzip der Freiwilligkeit!) Liegen alle Gegenstände am Tisch, ersuchen Sie die Teilnehmer bewusst, bestimmte Gegenstände in den Koffer zurückzulegen. (Hilfestellung bei Menschen mit demenzieller Beeinträchtigung ist notwendig!) Sind alle Gegenstände im Koffer verstaut, bewirken Sie durch das Stellen der Frage »Was haben wir in den Koffer gepackt?« die Aktivierung des Kurzzeitgedächtnisses. Variation: Spielen Sie das Spiel »Ich packe meinen Koffer und nehme ... mit« mit den Teilnehmern
Aktivität – Handlungsablauf	Eistüten werden auf den Tisch gestellt. Die Frage, wozu man diese verwendet, soll das Kurzzeitgedächtnis aktivieren, die Phantasie anregen, Gewohntes und Vertrautes in Erinnerung rufen. Eistüten werden ausgeteilt, bewusst wahrgenommen, gespürt, berührt, betrachtet. Eissorten werden auf den Tisch gestellt. Eine Eissorte nach der anderen wird auf die Tüten verteilt. Der Geschmack wird beschrieben, die Farbe, die Assoziation abgefragt (kleine Kostproben jeder Eissorten verteilen). Danach kann jeder Teilnehmer das Eis seiner Wahl in die Tüte füllen und genießen (Selbstbestimmung leben).
Ausklang	Gemeinsames Anhören italienischer Lieder aus den 30er- und 40er-Jahren, singen, summen und dazu bewegen
Weiterführende Ideen	Angehörige, Teammitglieder einladen, von ihren Urlaubsreisen Erinnerungsstücke, Fotos usw. mitzubringen. Damit lassen sich wundervolle Stunden gestalten, der Heim- und Pflegealltag wird bunter und lebendiger!

Tab. 9.9 Montessorieeinheit »Die Früchte des Sommers«

Aktivität	Fruchtjoghurt zubereiten und gemeinsam verkosten
Ziele	Training des Wortschatzes, der Wortfindung, Gedächtnistraining, Förderung der verbalen Ausdrucksmöglichkeiten, Erinnerungsarbeit, Training des Kurzzeitgedächtnisses, Training der Feinmotorik, der Handgeschicklichkeit, der Auge-Hand-Koordination, Training der Alltagskompetenz – Schneiden, Rühren, Herstellen eines Früchtejoghurts, aktive Sinnesarbeit: Anregung des olfaktorischen, gustatorischen, visuellen, taktilen Sinnes, Training der Alltagskompetenz, Aktvierung der Lebensfreude, Spiel »Geschmacks-Kim«.
Material	Himbeeren, Johannisbeeren, Aprikosen, Joghurt, Honig, Zucker, Schalen, Messer, Löffel, Teller
Vorbereitung	Obst einkaufen (eventuell gemeinsam mit aktiven Bewohnern), Arbeitsutensilien bereitstellen
Begrüßung	Gleichbleibendes Begrüßungsritual: Klangschale wird zu Beginn einmal kräftig angeschlagen, um die Teilnehmer auf die Stunde einzustimmen. Persönliche Begrüßung: Initialberührung, Blickkontakt, verbale Zuwendung
Einstimmung	Kalenderarbeit, Gesprächsrunde: Aktivitäten im Juli: Was haben Sie im Juli gemacht, unternommen?
Erinnerungsarbeit – Gedächtnistraining	Welche Früchte sind jetzt im Juli im Garten reif? Was haben Sie mit den Früchten, wie z. B. Johannisbeeren, Aprikosen, Himbeeren, Heidelbeeren usw., gemacht? Rezepte sammeln, z. B.: Was muss ich einkaufen, um Aprikosenmarmelade zuzubereiten. Wie stelle ich Aprikosenmarmelade her?
Aktivität - Handlungsablauf	Eine Obstsorte nach der anderen wird auf den Tisch gestellt. Früchte werden etrachtet, besprochen, verkostet, der Geschmack beschrieben. Arbeitsutensilien werden auf den Tisch gestellt. Aprikosen werden entkernt, geschnitten, Johannisbeeren abgerebelt, Himbeeren dazugegeben.
Ausklang	Gemeinsames Essen des Früchtejoghurts Da Sommerzeit Reisezeit bedeutet, und viele Teilnehmer in dieser Zeit wandern waren, gemeinsames Singen von Wanderliedern, z. B. »Das Wandern ist des Müllers Lust«, »Hoch auf dem gelben Wagen« usw.
Weiterführende Ideen	Mit den Früchten des Sommers weiterarbeiten, z. B. Obstkuchen, Sommerbowle, Buttermilch mit Himbeeren usw. Obst-Memory herstellen: Dazu auf den Markt gehen und verschiedenste Obstsorten fotografieren, die Fotos anschließend verkleinert auf Memory- Karten kleben. Spiel »Tast-Kim« Obst: In einen Korb werden verschiedenste Obstsorten gelegt, Tuch darüber. Ein Teilnehmer nach dem anderen greift in den Korb, beschreibt die Frucht, die er ertastet, und benennt sie, wenn möglich (ansonsten Hilfestellung anbieten). Variation: Mehrere Früchte werden in den Korb gelegt, eine oder mehrere Fruchtsorten sind doppelt vorhanden. Teilnehmer sollen nun zwei gleiche Früchte ertasten und aus dem Korb nehmen. Gedächtnistraining mit Obst: Ca. vier bis sechs Früchte liegen am Tisch verteilt (bei Menschen mit dementieller Beeinträchtigung in einer Reihe angeordnet). Teilnehmer prägen sich die Lage der Früchte ein und schließen die Augen. Anschließend soll festgestellt werden, welche Frucht der Spielleiter entfernt hat. Variation des Gedächtnistrainings: Ähnlich wie oben, jedoch tauschen nun die Früchte den Platz. Teilnehmer sollen erraten, welche Früchte den Platz getauscht haben. Bei Menschen mit dementieller Beeinträchtigung je nach Stadium ein bis zwei Früchte verändern

Tab. 9.10 Montessorieinheit »Sommergemüse«

Aktivität	Kochen einer Gemüsesuppe
Ziele	Aktive Sinnesarbeit: Riechen, Schmecken, Berühren; Wortfindung, Lösen von Sprachblockaden, Erinnerungsarbeit, Gedächtnistraining, Förderung der Handgeschicklichkeit, Feinmotorik und Hand-Auge-Koordination, Stärkung der Sozial-Kompetenz und des Wir-Bewusstseins
Material	Sommergemüse: Zucchini, Erbsen, grüne Bohnen, Feldgurken, Tomaten, Kürbis, Salat etc. Wort- und Bildkarten, Schneidbretter, Messer, Topf, Wasser, Gewürze
Vorbereitung	Wort- und Bildkarten anfertigen, Kochutensilien bereitstellen, Gemüse einkaufen oder im Garten ernten (eventuell gemeinsam mit aktiven Bewohnern)
Begrüßung	Gleichbleibendes Begrüßungsritual: Klangschale wird zu Beginn einmal kräftig angeschlagen, um die Teilnehmer auf die Stunde einzustimmen. Persönliche Begrüßung: Initialberührung, Blickkontakt, verbale Zuwendung.
Einstimmung	Kalenderarbeit, Impuls: Aktivitäten im August? Was möchten Sie uns erzählen, was fällt Ihnen ein, wenn Sie den Korb mit dem Gemüse sehen? Woran erinnert Sie der Korb voller Gemüse? u. v. m. Hinweis auf das heutige Thema: »Wir kochen eine Gemüsesuppe«
Erinnerungsarbeit – Gedächtnistraining	Impuls: Der Korb wird im Kreis gereicht, jeder Teilnehmer kann sich Gemüse nehmen, es beschreiben und benennen. Wer möchte, kann Rezepte oder einen Einkaufszettel aufschreiben. Kann ein Teilnehmer dies nur schwer, hilft die Gruppe gemeinsam
Aktivität - Handlungsablauf	Gemüse wird gewaschen, geschnitten, eine Gemüsesuppe zubereitet. Hilfestellung beim Schneiden nur dort anbieten, wo Hilfe wirklich notwendig ist.
Ausklang	Singen von Wander- bzw. Sommerliedern. Jeder Teilnehmer kann sich ein Lied wünschen, das dann gemeinsam gesungen wird. Am Abend dann gemeinsames Essen der zubereiteten Suppe
Weiterführende Ideen	Gemüse-Memory Gemüse-Domino

Tab. 9.11 Montessorieinheit »Sonnenblumen«

Aktivität	Lebensraumgestaltung
Ziele	Bewusste Kalenderarbeit, Bezug zum Jahreskreis bewahren, Training der Wortfindung und der verbalen Ausdrucksmöglichkeiten, Kommunikation, Aufbau/Erhaltung von sozialen Kontakten, Förderung des Wir-Bewusstseins, Training der Feinmotorik und der Kraftdosierung
Material	Sonnenblumen, Vasen in allen Größen, Wasser, Gießkanne, Scheren
Vorbereitung	Blumen und Arbeitsutensilien bereitstellen
Begrüßung	Gleichbleibendes Begrüßungsritual: Klangschale wird zu Beginn einmal kräftig angeschlagen, um die Teilnehmer auf die Stunde einzustimmen. Persönliche Begrüßung: Initialberührung, Blickkontakt, verbale Zuwendung.

Tab. 9.11 (Fortsetzung)

Einstimmung	Kalenderarbeit, Sonnenblume wird im Kreis gereicht, jeder Teilnehmer kann etwas erzählen, wenn er möchte. Impuls: Aktivitäten im Altweibersommer? – »Was verbinden Sie mit dem Monat September?« Hinweis auf das heutige Thema: »Wir schmücken unsere Station/den Lebensbereich«
Erinnerungsarbeit – Gedächtnistraining	Die Sonnenblume wird im Kreis gereicht. Farbe, Geruch, Beschaffenheit z. B. der Blätter werden genau beschrieben. Wahrnehmung wird angeregt, Wortfindung trainiert. Memory-Fragen: »Woran erinnern Sie die Sonnenblumen?« »Was sind Ihre Lieblingsblumen?«
Aktivität - Handlungsablauf	Jeder Teilnehmer kann sich eine Vase aussuchen. Sonnenblumen werden geschnitten, in die Vasen gesteckt und auf der Station, im Speisesaal verteilt. Schön ist es auch, wenn Teilnehmer, die von ihnen geschnittenen Sonnenblumen mit auf ihr Zimmer nehmen können.
Ausklang	Abschlussfrage: »Kennen Sie Herbstlieder?« Teilnehmer können sich Lieder wünschen, diese werden dann gemeinsam gesungen
Weiterführende Ideen	Herbstblumen oder -bilder-Memory Herbstdekoration für den Speisesaal

Tab. 9.12 Montessorieinheit »Weinlese«

Aktivität	Weinlese (je nachdem, woher die Teilnehmer stammen, kann das Thema auch regional variiert werden, z. B. Steiermark – Kürbisernte etc.)
Ziele	Den Jahreskreis bewusst erleben, Sinnesaktivierung, Gedächtnistraining, Erinnerungsarbeit, Training der Wortfindung und -bildung, Aktivierung des Sprachschatzes, Anregung der Wahrnehmung
Material	Weintrauben (verschiedene Sorten), Weinlaub, eventuell alter Weinstock, Kassette: Hans Moser »Die Reblaus«
Vorbereitung	Weintrauben und Weinlaub besorgen, Kassettenrecorder oder CD-Player bereitstellen
Begrüßung	Gleichbleibendes Begrüßungsritual: Klangschale wird zu Beginn einmal kräftig angeschlagen, um die Teilnehmer auf die Stunde einzustimmen. Persönliche Begrüßung: Initialberührung, Blickkontakt, verbale Zuwendung.
Einstimmung	Kalenderarbeit, Gesprächsrunde: Aktivitäten im September, Herbstausflüge etc. Woran erinnert Sie der Korb mit Weintrauben?
Erinnerungsarbeit – Gedächtnistraining	Der alte Weinstock wird im Kreis gereicht, ertastet und beschrieben. Weinlaub wird im Kreis gereicht. Es wird gerochen, befühlt, beschrieben. Gezielte Fragen aktivieren die Erinnerung.
Aktivität - Handlungsablauf	Weintrauben werden im Kreis gereicht, jeder Teilnehmer kann Trauben verkosten. Geschmack und Geruch der unterschiedlichen Sorten werden möglichst genau beschrieben. Handlungsabläufe der Weinlese werden beschrieben und aufgelistet
Ausklang	Gibt es Wienerlieder, die zur Weinlese passen? Gemeinsames Hören des Liedes »Die Reblaus« von Hans Moser
Weiterführende Ideen	Herbstfest, gemeinsam Sturm trinken und Maroni essen Bildband zur Weinlese gestalten

Tab. 9.13 Montessorieinheit »Die Äpfel sind reif«

Aktivität	Apfelkompott kochen
Ziele	Aktive Sinnesarbeit: Riechen, Schmecken, Berühren; Wortfindung, Lösen von Sprachblockaden, Erinnerungsarbeit, Gedächtnistraining, Förderung der Handgeschicklichkeit, Feinmotorik und Hand-Auge-Koordination, Stärkung der Sozial-Kompetenz und des Wir-Bewusstseins
Material	Äpfel verschiedener Sorten, Zucker, Zimt, Gewürznelken, Kochutensilien, Schüsseln
Vorbereitung	Äpfel und Küchengeräte bereitstellen
Begrüßung	Gleichbleibendes Begrüßungsritual: Klangschale wird zu Beginn einmal kräftig angeschlagen, um die Teilnehmer auf die Stunde einzustimmen. Persönliche Begrüßung: Initialberührung, Blickkontakt, verbale Zuwendung
Einstimmung	Kalenderarbeit, Gesprächsrunde: »Was fällt Ihnen zum Thema Äpfel ein?« »Welche Apfelsorten kennen Sie?«
Erinnerungsarbeit – Gedächtnistraining	Gezielte Memory-Fragen: »Was haben Sie mit Äpfeln gemacht?« »Wer hat Ihnen beim Apfelstrudel backen geholfen?« »Wer hat den Apfelstrudel gegessen?« Rezepte sammeln: »Was muss ich einkaufen, um ein Apfelkompott zu kochen?« »Wie backt man einen Apfelkuchen?«
Aktivität - Handlungsablauf	Eine Apfelsorte nach der anderen wird auf den Tisch gelegt. Jeder einzelne Apfel wird betrachtet, berührt, es wird daran gerochen, die Farbe und das Aussehen beschrieben. Die Äpfel werden benannt (wenn notwendig, wird Hilfestellung angeboten). Jede Sorte wird verkostet, der Geschmack beschrieben. Arbeitsutensilien werden auf den Tisch gestellt. Der Handlungsablauf wird noch einmal wiederholt. Dann werden die Äpfel und Messer ausgeteilt, und jeder kann beginnen, Äpfel für das Apfelkompott zu schneiden.
Ausklang	Essen des Apfelkompotts (am Abend)
Weiterführende Ideen	Apfeldrucktechnik Rezeptsammlung zum Thema Äpfel

Tab. 9.14 Montessorieinheit »Apfelstrudel«

Aktivität	Apfelstrudel backen
Ziele	Bezug zur Jahreszeit herstellen, den Herbst bewusst erleben, aktive Sinnesarbeit: Riechen, Schmecken, Berühren; Wortfindung, Lösen von Sprachblockaden, Erinnerungsarbeit, Gedächtnistraining, Förderung der Handgeschicklichkeit, Feinmotorik und Hand-Auge-Koordination, Stärkung der Sozial-Kompetenz und des Wir-Bewusstseins
Material	Äpfel, Messer, Schneidbretter, Zimt, Rosinen, Apfelreibe, Strudelteig, Butter, Pinsel, Nudelholz, Backblech, Backpapier
Vorbereitung	Zutaten und Backutensilien bereitstellen, Arbeitsplatz herrichten
Begrüßung	Gleichbleibendes Begrüßungsritual: Klangschale wird zu Beginn einmal kräftig angeschlagen, um die Teilnehmer auf die Stunde einzustimmen. Persönliche Begrüßung: Initialberührung, Blickkontakt, verbale Zuwendung.

Tab. 9.14 (Fortsetzung)

Einstimmung	Kalenderarbeit, Apfel wird im Kreis gereicht, jeder Teilnehmer kann erzählen, was er möchte. Frage: »Woran erinnert Sie der Korb mit Äpfeln?«
Erinnerungsarbeit – Gedächtnistraining	Äpfel austeilen, gezielte Memory-Fragen: »Woran erinnert Sie der Apfel in Ihrer Hand?« »Hatten Sie einen Garten mit Apfelbäumen?« »Welche Apfelsorten hatten Sie in Ihrem Garten?« »Welche Sorte ist Ihre Lieblingssorte?« »Was kann man mit Äpfeln alles machen?« »Was muss ich einkaufen, um einen Apfelstrudel zu backen?«
Aktivität - Handlungsablauf	Gemeinsames Zubereiten des Apfelstrudels. Alle Zutaten werden bewusst wahrgenommen – berührt, gerochen, geschmeckt. Jeder Teilnehmer bringt sich seinen Fähigkeiten entsprechend ein. Lassen Sie den Teilnehmern Zeit, nur dort Hilfestellung anbieten, wo es wirklich notwendig ist
Ausklang	Gemeinsames Singen oder Anhören eines Herbstliedes, Verspeisen des Apfelstrudels am Nachmittag zum Kaffee.
Weiterführende Ideen	Apfelsaft pressen Apfelkuchen backen Apfelsorten mit Wortkarten benennen, zuordnen

Tab. 9.15 Montessorieinheit »Erntedank«

Aktivität	Erntedank
Ziele	Bezug zur Jahreszeit herstellen, den Herbst bewusst erleben, Anregung der Sinne, Wortfindung, Lösen von Sprachblockaden, Erinnerungsarbeit, Gedächtnistraining, Stärkung der Sozial-Kompetenz und des Wir-Bewusstseins, Bewahrung sozialer Kontakte
Material	Gemüse, Obst, Leiterwagen (mit Maiskolben, Efeu usw. schmücken), Stroh, eventuell Sturm, Most, Aufstrichbrote
Vorbereitung	Stühle im Kreis aufstellen
Begrüßung	Gleichbleibendes Begrüßungsritual: Klangschale wird zu Beginn einmal kräftig angeschlagen, um die Teilnehmer auf die Stunde einzustimmen. Persönliche Begrüßung: Initialberührung, Blickkontakt, verbale Zuwendung.
Einstimmung	Kalenderarbeit Gesprächsrunde: Aktivitäten im September/Oktober?
Erinnerungsarbeit – Gedächtnistraining	Ein Leiterwagen wird in die Mitte des Kreises gezogen. Teilnehmer werden angeregt, aufgefordert, Bräuche, Rituale und Ereignisse, die ihnen zum Erntedankfest einfallen, zu beschreiben und ihre persönlichen Geschichten und Erlebnisse zu erzählen.
Aktivität – Handlungsablauf	Memory-Fragen an die Teilnehmer: »Woran erinnert Sie der Gemüsekorb?« »Welches Gemüse ist jetzt reif, wird jetzt auf den Feldern geerntet?« »Welches Gemüse essen Sie gerne?« »Was kann man mit dem Gemüse herstellen, kochen?« »Welche Gemüse-Rezepte kennen Sie?« »Woran erinnert Sie der Obstkorb?« »Welches Obst ist Ihr Lieblingsobst?«

Tab. 9.15 (Fortsetzung)

Ausklang	Gemeinsames Singen oder Anhören eines Herbstliedes. Auch ein Gebet, eine Fürbitte oder ein Dankspruch können einen schönen Ausklang für diese Stunde darstellen.
Weiterführende Ideen	Fotowand mit den aktuellen Fotos zum Erntedank schmücken Wortkarten verwenden, die eventuell bereits aus vorherigen Stunden vorhanden sind, und dem Obst und Gemüse zuordnen Herbstdekoration für die Station herstellen

Tab. 9.16 Montessorieinheit »Kürbisgestecke«

Aktivität	Kürbisgestecke gestalten
Ziele	Förderung der Auge-Hand-Koordination, der Handgeschicklichkeit, der Feinmotorik, des Pinzettengriffes, der Alltagskompetenz, der Ich-Kompetenz (Selbstvertrauen und Selbstbewusstsein), der Sach-Kompetenz (Umgang mit Schere, Messer, …), der Sozialkompetenz (gegenseitig helfen, erklären, warten können, Geduld haben, Rücksicht nehmen usw.) und der Kreativität (sinnvolles Herstellen – Gestecke für den Angehörigennachmittag). Wir-Bewusstsein erleben (wir als Gruppe gestalten den Tischschmuck), Ich-Bewusstsein erleben (ich kann etwas, kann meinen Beitrag leisten), Förderung der Kommunikation, des Sprachschatzes und der Wortfindung, Anregung der Basissinne.
Material	Kleine Kürbisse, Naturmaterialien: Hagebutten, Blätter, Herbstastern, Gräser, Farne usw., Gartenschere, Kinderschere, Messer, Küchentücher, Besen, Geschirrtücher, große Löffel, Wasserkanne, Mistschaufel, Putzeimer, Putztücher usw.
Vorbereitung	Vorbereitete Umgebung schaffen: Kürbisse, Blumen, Blätter etc. sammeln, besorgen (abwechslungsreich wäre es, dies gemeinsam mit den Bewohnern im Garten oder der näheren Umgebung zu tun). Kürbisse auf den Tisch stellen, Pflanzen griffbereit herrichten. Scheren, Messer sichern, d. h. unerreichbar aufbewahren.
Begrüßung	Gleichbleibendes Begrüßungsritual: Klangschale wird zu Beginn einmal kräftig angeschlagen, um die Teilnehmer auf die Stunde einzustimmen. Persönliche Begrüßung: Initialberührung, Blickkontakt, verbale Zuwendung
Einstimmung	Jeden Kürbis genau betrachten, beschreiben, in die Hand nehmen, spüren, berühren, Farbe beschreiben, Gewicht wahrnehmen, daran riechen usw., Arbeitsutensilien vorstellen, beschreiben, benennen
Erinnerungsarbeit – Gedächtnistraining	Fragen an die Teilnehmer: »Was kann man mit Kürbissen alles machen, was haben Sie schon einmal damit gemacht?« »Was braucht man, um eine Kürbissuppe zu kochen?«
Aktivität – Handlungsablauf	Erklärung des Handlungsablaufes: Kürbisse oben einschneiden (wenn möglich Senioren, sonst Betreuer) Kürbisse mit dem Löffel aushöhlen: Tätigkeit vorzeigen, verbal beschreiben Unterstützung anbieten – wenn notwendig – **Hilf mir, es selbst zu tun!** Handlungsabläufe bei Teilnehmern mit dementieller Beeinträchtigung öfter wiederholen! Naturmaterialien beschreiben (jede Blume, jedes Blatt usw.) einzeln berühren, etrachten, benennen, daran riechen Gartenschere oder Kinderschere anbieten (je nach Demenzstadium und Handgeschicklichkeit)

Tab. 9.16 (Fortsetzung)

Aktivität – Handlungsablauf	Handlungsablauf: Blumen schneiden und in den ausgehöhlten Kürbis stecken, verbal begleiten, vorzeigen und, wenn nötig, wiederholen! Fertige Werke allen Teilnehmern zeigen, damit das Selbstbewusstsein stärken!
Ausklang	Alle Werke ausstellen, betrachten. Bei den Teilnehmern für das Mitmachen und die Unterstützung bedanken. Ehrliches Lob und Bewunderung – authentisch sein! Jedem Teilnehmer die Hand geben, Augenkontakt herstellen, Stunde mit der persönlichen Verabschiedung beenden.
Weiterführende Ideen	Gestecke schmücken den Speisesaal Gestecke schmücken die Zimmer der Teilnehmer

Tab. 9.17 Montessorieinheit »Herbst«

Aktivität	Aktivierung zum Thema Herbst
Ziele	Erinnerungsarbeit, Wortfindungstraining, Förderung der sozialen Kompetenz und der verbalen Ausdrucksfähigkeit, Sinnesanregung, Orientierung im Jahreskreis
Material	Blumen, Blätter, Gräser, Kastanien etc.
Vorbereitung	Tisch herrichten: Blätter, Blumen und Kastanien in die Mitte legen bzw. bei einem Kreis aus Stühlen auf dem Boden anordnen
Begrüßung	Jedem die Hand reichen, Blickkontakt herstellen, persönlich begrüßen
Einstimmung	Das Thema »Herbst« vorstellen.
Erinnerungsarbeit – Gedächtnistraining	Die bunten Herbstblätter, Kastanien, Blumen etc. werden im Kreis herumgegeben. Ideal ist es, wenn jeder Gegenstand einzeln gereicht und dabei besprochen wird. Welche Erinnerungen, Bilder, Geschichten und Gefühle fallen den Teilnehmern dabei ein? Memory-Fragen: »Wann beginnt der Herbst?« (23. September) »Wer von Ihnen hat im Herbst Geburtstag?« »Woran erinnert Sie das mitgebrachte Blatt?« »Woran erkennen Sie den Herbst?« »Kann man den Herbst riechen? Wie riecht der Herbst?« »Wo findet man im Ort Kastanien?« »Was kann man im Herbst alles unternehmen?« (z. B. Ausflüge u. v. m.) »Welche Ausflugsziele gibt es in der Umgebung?« »Was ändert sich von der Kleidung her?« »Was wird im September alles geerntet?« (Gemüse, Wein, Obst usw.) »Was kann man mit Kastanien alles herstellen?« (z. B. Kastanienketten, Kastanientiere) »Wie heißen die Edelkastanien noch?« (Maroni) »Welche Speisen kann man mit Maroni herstellen? »(Kastanienreis, Kastanientorte, gebratene Maroni vom Maronistand, Beilage zu Wildspeisen)
Ausklang	Gedicht: »Bunt sind schon die Wälder, gelb die Stoppelfelder, und der Herbst beginnt. Rote Blätter fallen, raue Nebel wallen, kühler weht der Wind.« (18. Jahrhundert)
Verabschiedung	Wiederum jedem Teilnehmer die Hand reichen, Blickkontakt herstellen, verbale Zuwendung: verabschieden und sich für die Teilnahme bedanken

Tab. 9.18 Montessorieinheit »Herbstgeschichten«

Aktivität	Herbstgeschichten vorlesen und besprechen
Ziele	Gedächtnistraining, vor allem Training des Kurzzeitgedächtnisses, Wortfindung, Sprachschatz (Abruf und Wiedergabe, Artikulation, Ausdrucksmöglichkeiten, Verbalisierung), Orientierung im Jahreskreis
Material	Herbstgeschichten, Herbstgedichte, Weintrauben
Vorbereitung	Tisch herbstlich dekorieren
Begrüßung	Jedem die Hand reichen, Blickkontakt herstellen, persönlich begrüßen.
Einstimmung	Kalenderarbeit: Welchen Tag, welchen Monat, welche Jahreszeit, welches Jahr haben wir? Thema »Herbstgeschichten« kurz vorstellen
Aktivität – Handlungsablauf	Geschichten und Gedichte vorlesen. Anschließend gemeinsam mit den Bewohnern die Geschichte wiederholen, nacherzählen. Memory-Fragen zur Geschichte: Bereiten Sie sechs Fragen zum Inhalt vor (z. B.: Welche Personen kommen vor? Welche Orte? usw.)
Ausklang	Die vorbereiteten Weintrauben essen, über die Weinlese sprechen
Weiterführende Ideen	Jedem Teilnehmer die Hand reichen, Blickkontakt herstellen, verbale Zuwendung – verabschieden, bedanken Sie sich für die Teilnahme

Tab. 9.19 Montessorieinheit »Allerheiligen, Allerseelen«

Aktivität	Allerheiligen, Allerseelen
Ziele	Orientierung im Jahreskreis, Aktivierung – Erinnerungsarbeit im Jahreskreis, Training der Schreibfähigkeit, der Lesefähigkeit, Training der verbalen Ausdrucksfähigkeit, Gedenken an die Verstorbenen, Gefühlsarbeit, Trauerarbeit
Material	Chrysanthemen, Gesteck aus Zapfen, Kerze, Schreibunterlagen, Stifte
Vorbereitung	Material herrichten
Begrüßung	Gleichbleibendes Begrüßungsritual: Klangschale wird zu Beginn einmal kräftig angeschlagen, um die Teilnehmer auf die Stunde einzustimmen. Persönliche Begrüßung: Initialberührung, Blickkontakt, verbale Zuwendung.
Einstimmung	Kalenderarbeit: Tag, Datum, Monat, Jahr besprechen, Kalenderblatt abreißen. Impuls: Aktivitäten im November? Was möchten Sie uns erzählen, was fällt Ihnen ein, wenn Sie die Blumen, das Gesteck sehen?
Erinnerungsarbeit – Gedächtnistraining	Chrysanthemen werden im Kreis gereicht, Memory-Fragen werden gestellt: »Woran erinnert Sie diese Blume?« »Welche Rituale, Bräuche gibt es im November?« »Was haben Sie im November im Haus, im Garten usw. gemacht?« »Welche Farbe hat die Chrysantheme, welche Farben gibt es noch?« »Woran erinnert Sie das Gesteck?« Friedhof, Allerheiligen, Allerseelen: »Welche Bräuche, Rituale kennen Sie?« »Was haben Sie zu Allerheiligen, Allerseelen gemacht?« »Wenn Sie möchten, können Sie uns von Menschen erzählen, derer Sie gedenken.«

Tab. 9.19 (Fortsetzung)

Aktivität – Handlungsablauf	Papier in unterschiedlichen Farben wird ausgeteilt (Selbstbestimmung der Teilnehmer!). Aufforderung: Wer möchte, kann Menschen, derer er gedenkt, schreiben, woran er sich erinnert, wofür er dankbar ist etc. Bei Menschen mit dementieller Beeinträchtigung kann der Betreuer die Worte aufschreiben.
Ausklang	Das Kreuz und die Gestecke/die Blumen schmücken die Jahreszeitenecke. Zusätzlich wird die Kerze aufgestellt (eine Kerze zu Allerheiligen ist für viele Menschen ein wichtiges Ritual).

Tab. 9.20 Montessorieinheit »Weihnachten«

Aktivität	Weihnachtsgestecke herstellen
Ziele	Gedächtnistraining, Erinnerungsarbeit, bewusstes Erleben der Vorweihnachtszeit, Anregung der Sinne, der Kommunikation, der Wortfindung, des Sprachschatzes und des Muskelgedächtnisses, emotionale Aufarbeitung der bei vielen Bewohnern mit Traurigkeit besetzten Gefühle in der Vorweihnachtszeit, Gefühlsarbeit, Erweiterung und Bewahrung der sozialen Kompetenz
Material	Weihnachtsschmuck: Kugeln, Anhänger, Girlanden, Reisig, Bänder, Draht, Utensilien zum Kekse backen (z. B. Pinsel, Keksformen, Gewürznelken, Zimt, Aranzini, Mehl, Honig etc.), Spieluhr mit Weihnachtsmusik
Vorbereitung	Reisig, Weihnachtskugeln, Anhänger, Bänder, Draht usw. besorgen. Alle Materialien aus der Küche zum Kekse backen für die Erinnerungsarbeit bzw. das Gedächtnistraining mitbringen.
Begrüßung	Persönliche Begrüßung. Wie bei allen anderen Einheiten auf Augenhöhe achten, Stimme und Berührung bewusst einsetzen. Willkommen heißen und auf das heutige Thema vorbereiten.
Einstimmung	Spieluhr (Weihnachtsmusik). Jeder Teilnehmer bekommt die Spieluhr in die Hand. Das Aufziehen der Spieluhr ist die erste Herausforderung an die Handgeschicklichkeit und die Feinmotorik. Zusätzliche Aktivierung der Teilnehmer durch die Musik. Anregung: Teilnehmer einladen, von ihrer Weihnachtsfeier zu Hause, von Bräuchen, Ritualen zu berichten. Gefühlsarbeit: traurige Teilnehmer auffangen, Halt geben, Initialberührung, Umarmung
Erinnerungsarbeit – Gedächtnistraining	Verschiedene Gegenstände aus der Küche zum Thema »Kekse backen« befinden sich in einem Tastsack. Jeder Teilnehmer wird eingeladen, in den Sack zu greifen, die Eigenschaft des Materials zu ertasten und zu beschreiben. Auch der Verwendungszweck und die Handhabung sollten in Worte gefasst werden.
Aktivität – Handlungsablauf	Reisig wird auf den Tisch gelegt. Die Frage, wozu man Reisig in der Vorweihnachtszeit verwenden kann, dient als Übergang zur eigentlichen Tätigkeit, dem Herstellen eines Wandgesteckes für den eigenen Wohnbereich. Reisig bewusst wahrnehmen, spüren, berühren, daran riechen. Danach mit Draht zusammenbinden: Förderung der Handgeschicklichkeit, Anregung der sozialen Interaktion – einander helfen u. v. m. Eine Masche um das Gesteck binden – Training einer Alltagshandlung. Dekorationsmaterialien auswählen, mit Draht auf den Reisigzweigen befestigen.

Tab. 9.20 (Fortsetzung)

Ausklang	Die fertigen Gestecke gemeinsam betrachten – positives Feedback geben. Verbale Wiederholung des Handlungsablaufes, der Einheit = Training des Kurzzeitgedächtnisses. Danach gemeinsames Essen von mitgebrachten Keksen und Ausklingen der Einheit bei Weihnachtsmusik. Persönliche Verabschiedung der Teilnehmer, Hilfestellung beim Aufhängen im Zimmer anbieten.
Weiterführende Ideen	Gemeinsames Keksebacken, eventuell den Angehörigen mitgeben. Viele Bewohner vermissen es, keine Geschenke zu bekommen oder Geschenke machen zu können. Auch das ist eine Alltagshandlung, ist mit Ritualen und einem wunderschönen Fest im Kreise der Familie verbunden. Punsch kochen und trinken. Weihnachtsanhänger aus Bienenwachs herstellen und Orangen mit Gewürznelken schmücken – Anregung der Sinne. Kreatives Angebot: Malen mit den Farben der Weihnachtszeit – Rot, Grün, Gold (z. B. Weihnachtskarten).

Tab. 9.21 Montessorieinheit »Weihnachts-Bratapfel«

Aktivität	Bratäpfel – der Duft von Weihnachten
Ziele	Gedächtnistraining – Erinnerungsarbeit, bewusstes Erleben der Vorweihnachtszeit, Anregung der Sinne, Anregung der Kommunikation, Wortfindung, und des Sprachschatzes, Kraftdosierung der dominanten Hand, aktive Gefühlsarbeit, Aufarbeitung der bei vielen Bewohnern mit Traurigkeit besetzten Vorweihnachtszeit, Anregung des olfaktorischen und gustatorischen Sinnes etc.
Material	Große, rote Äpfel, gemahlene Nüsse, Honig, Marmelade, Backpapier, Apfelschäler, Schüsseln, Löffel usw.
Vorbereitung	Alle Materialien auf einem Küchenwagen herrichten
Begrüßung	Persönliche Begrüßung! Wie bei allen anderen Einheiten auf Augenhöhe achten, Stimme und Berührung bewusst einsetzen. Willkommen heißen, auf das heutige Thema vorbereiten. Einen bereits fertigen Bratapfel mitbringen. Begrüßungsritual: die Klangschale anschlagen.
Einstimmung	Die Bewohner auffordern, am Geruch die mitgebrachte Speise zu erkennen. Anregung der Kommunikation, Wortfindung, Training des Sprachschatzes.
Erinnerungsarbeit – Gedächtnistraining	Woran erinnert Sie dieser Geruch? An welche Begebenheiten, welche Feier? Welche Personen kommen in der Erinnerung vor, wie heißen sie? In welchem Bezug stehen/standen sie zu Ihnen (z. B. Sohn, Tochter usw.)? Weitere Fragen, z. B. »Wie haben Sie früher zu Hause die Vorweihnachtszeit, den Weihnachtsabend gestaltet?« Bräuche, Rituale schriftlich festhalten und auf der Infotafel den Angehörigen beschreiben.
Aktivität – Handlungsablauf	Alle Zutaten werden in die Mitte des Tisches gestellt. Die Zutaten werden in Schüsseln gegeben. Reihum werden die Glasschüsseln herumgereicht, es besteht die Möglichkeit, durch das Betrachten, das Riechen, das Kosten die Zutaten zu erkennen, zu benennen.

Tab. 9.21 (Fortsetzung)

Aktivität – Handlungs-ablauf	In die Mitte des Apfels ein Loch stechen, dann Nüsse, Honig, Marmelade einfüllen. Der Handlungsablauf wird einmal vorgeführt, dann werden die Teilnehmer eingeladen, selbst einen Bratapfel herzustellen. Unterstützung ist sicherlich bei einigen Teilnehmern notwendig. Der gefüllte Apfel wird auf ein Blech gelegt. Wenn alle fertig sind, wird das Backblech ins Backrohr gegeben. Backzeit ca. 15 bis 20 Minuten.
Ausklang	Die fertigen Bratäpfel werden verspeist und der Geschmack beschrieben. Mit bettlägerigen Personen den Bratapfel im Bett herstellen. Ist das nicht mehr möglich, gemeinsam mit freiwilligen Teilnehmern Bratäpfel für bettlägerige Bewohner herstellen. In den Zimmern soll Duft der Bratäpfel, der Weihnachtszeit Einzug halten. Abschiedsritual: Singen von Weihnachtsliedern
Weiterführende Ideen	Bratäpfel für die Weihnachtsfeier – Das Fest mit allen Sinnen erleben! Kinder aus einem nahe gelegenen Kindergarten einladen und Bratäpfel gemeinsam herstellen

Tab. 9.22 Montessorieinheit »Malen im Jahreskreis«

Aktivität	Mal- und gestaltgeragogische Aktivierung im Jahreskreis am Beispiel »Frühling«
Ziele	Frühling mit allen Sinnen erleben, Grüntöne in der Natur bewusst wahrnehmen, Bezug zum Jahreszeitenablauf aufrechterhalten oder wieder herstellen, Förderung der Handgeschicklichkeit, der Kreativität, der Lebensfreude
Material	MDF-Platten in allen Größen, Abtönfarbe in allen Grüntönen, Gelb, Weiß und Orange, Schaumstoffwalzen, Pinsel, Eimer, Tücher, Blätter, Pflanzen, Küchentücher
Vorbereitung	Platten streichen (mit weißer Dispersionsfarbe), Farben, Pinsel, Rollen herrichten. Tisch attraktiv gestalten, Blätter in die Mitte stellen (eventuell gemeinsam mit einer aktiven Gruppe im Vorfeld sammeln)
Begrüßung	Teilnehmer und Angehörige werden begrüßt, der Schwerpunkt der Stunde wird vermittelt.
Einstimmung	Im gemeinsamen Gespräch wird auf die Jahreszeit, den Frühling, eingegangen. Tätigkeiten, welche dem Frühling zugeordnet sind, werden besprochen. Anregung: »Welche Blumen sind Ihre Lieblingsblumen?« Betrachten der Blumen und Blätter, Bestimmen, Benennen.
Aktivität – Handlungsblauf	Materialien werden vorgestellt, besprochen. Grüntöne bestimmt. Die Technik vorgestellt. Jeder Teilnehmer sucht sich eine Platte seiner Wahl aus. Farbe wird auf die Platten gespritzt. Farben werden mit der Rolle gewalzt oder mit einem großen Kleisterpinsel verstrichen. Blumen können gestempelt werden (z. B. mit Korken), oder Farbe wird über das Bild gespritzt. Abschluss: mit der Walze sanft über das Bild rollen
Ausklang	Fertige Werke werden beschriftet und der Gruppe gezeigt. Bilder für eine Ausstellung, für eine Vernissage oder für die Gestaltung des Lebensraumes der Bewohner verwenden.

Tab. 9.22 (Fortsetzung)

Weiterführende Ideen	Spaziergang in den Park, in den Wald, um Blätter zu sammeln. Jeder Bewohner für das eigene Zimmer, die Wohnung. Danach Bestimmungskarten schreiben – Bestimmungsbuch zur Verfügung stellen. Vernissage oder Ausstellung veranstalten, z. B. »Die vier Jahreszeiten«. Dafür zu jeder Jahreszeit farblich entsprechende Bilder gestalten. Aktive Öffentlichkeitsarbeit betreiben.

9.2 Kulinarische Montessorieinheiten

Bei den folgenden Stundenbildern (Tab. 9.23 , Tab. 9.24 , Tab. 9.25, Tab. 9.26 und Tab. 9.27) geht es um die gemeinsame Beschäftigung mit Essen.

Tab. 9.23 Montessorieinheit »Gesunde Ernährung«

Aktivität	Rezepte sammeln
Ziele	Gedächtnistraining, Wortfindung: Erkennen, Benennen und Zuordnen von Gemüsesorten, Sprachschatz: Abruf und Wiedergabe, Artikulation, Ausdrucksmöglichkeiten, Verbalisierung, Ich-Bewusstsein stärken, Trainieren des Sprechens vor der Gruppe, Vermittlung des Gefühls »du bist o. k., wie du bist«, Einladung zur aktiven Mitarbeit, Ich-Kompetenz durch Erfolgserlebnisse stärken, Persönlichkeitsentwicklung, vermeintliche Misserfolge aushalten, damit umgehen lernen, WIR-Bewusstsein stärken: WIR helfen, unterstützen einander, WIR gehen wertfrei miteinander um usw., Training der Schreibfähigkeit und Feinmotorik
Material	Fotos von verschiedensten Gemüsesorten, Obstsorten, Schreibutensilien. Zusatzmaterial: Gemüse-Lotto oder -Memory, wahlweise auch Materialien von Prüfl (Dalli-Klick, Schiebespiel)
Vorbereitung	Materialien bereitstellen, eventuell Gemüse-Memory, -Lotto oder -Domino herstellen
Begrüßung	Gleichbleibendes Begrüßungsritual: Klangschale wird zu Beginn einmal kräftig angeschlagen, um die Teilnehmer auf die Stunde einzustimmen. Persönliche Begrüßung: Initialberührung, Blickkontakt, verbale Zuwendung.
Einstimmung	Kalenderarbeit, Hinweis auf das heutige Thema. Sprechender Stein (o. Ä.) geht im Kreis, jeder Teilnehmer kann etwas mitteilen oder erzählen, wenn er möchte.
Aktivität – Handlungsablauf	Gemüsefotos betrachten und benennen (Farbe nennen, Geschmack beschreiben usw.). Rezepte zu den einzelnen Gemüsekarten finden, Zutaten aufzählen und aufschreiben. Im Rahmen einer weiteren Einheit werden die gesammelten Rezepte (bzw. eine Auswahl) gemeinsam mit den Teilnehmern zubereitet und verkostet
Ausklang	Gemüse-Lotto, -Memory oder-Domino spielen oder die Zusatzmaterialien von Prüfl einführen, mit den Teilnehmern ausprobieren.
Weiterführende Ideen	Spiel »Gemüse-Geschmacks-Kim« Einmal pro Woche mit den Bewohnern eine gesunde Mahlzeit herstellen Vollkornbrot backen

Rezeptbeispiele für eine gesunde Mahlzeit

Karottenaufstrich

Zutaten: 1 kg Karotten, 4 Pkg. Frischkäse, Salz, Pfeffer

Zubereitung .Karotten fein reiben und unter den Frischkäse mischen, mit Salz und Pfeffer abschmecken.

Kräuterquark

Zutaten: 2 Pkg. Quark, 1 Bund Schnittlauch, und/oder 1 Bund Petersilie, 5 dag Butter, Salz, Pfeffer

Zubereitung: Kräuter klein hacken und mit Butter und Quark gut verrühren, mit Salz und Pfeffer abschmecken.

Rohkostteller mit Joghurtsauce

Zutaten: ½ kg Karotten, 1 Kohlrabi, 3 Paprika (rot, grün, gelb), 1 Becher Joghurt, 1 Sauerrahm, Knoblauch, Salz, Pfeffer

Zubereitung: Gemüse in Spalten oder Scheiben schneiden und für das Auge schön anrichten. Joghurt und Sauerrahm vermischen und mit Knoblauch, Salz und Pfeffer abschmecken.

Gemüsestrudel mit Dip

Zutaten: 1 Pkg. Strudelteig oder 1 Pkg. Blätterteig, 1 Pkg. Mischgemüse (tiefgefroren), 1 Ei, 1 Joghurt, 1 Sauerrahm, Knoblauch, Kräuter, Salz, Pfeffer

Zubereitung: Teig mit dem Gemüse füllen, zusammenrollen, mit Ei bepinseln und backen. Joghurt und Sauerrahm vermischen und mit Knoblauch, Kräutern, Salz und Pfeffer abschmecken. Im Kühlschrank aufbewahren, bis der Strudel fertig ist.

Tab. 9.24 Gesunde Mixgetränke

Aktivität	Gesunde Mixgetränke herstellen
Ziele	Gegenstände wahrnehmen, beschreiben, erkennen und benennen. Obstsorten wahrnehmen, beschreiben, erkennen und benennen, Anregung des gustatorischen und olfaktorischen Sinnes; Gedächtnistraining, Erinnerungsarbeit über Sinne und Systeme, Anregung des Muskelgedächtnisses, des Erinnerungsvermögens, Anregung der verbalen Ausdrucksfähigkeit, der Kommunikation, Wortfindungstraining. Stärkung der Ich-Kompetenz: Jeder Teilnehmer stellt einen Fruchtsaft seiner Wahl her, Selbstbestimmung: »ich bestimme, welches Obst ich wähle«, »ich bestimme die Geschmacksrichtung« usw.; Training der Handgeschicklichkeit, der Feinmotorik und der Alltagskompetenz.
Material	Obst, Schneidbretter, Messer, Mixstab, hoher Mixbehälter, Gläser, eventuell Strohhalme, Dekoration
Vorbereitung	Alle mitgebrachten Gegenstände werden auf dem Tisch aufgelegt
Begrüßung	Gleichbleibendes Begrüßungsritual: Klangschale wird zu Beginn einmal kräftig angeschlagen, um die Teilnehmer auf die Stunde einzustimmen. Persönliche Begrüßung: Initialberührung, Blickkontakt, verbale Zuwendung.
Einstimmung	Teilnehmer werden eingeladen, Gegenstände und Obstsorten zu berühren, Eindrücke werden beschrieben, die Wahrnehmung wird angeregt, die Wortfindung trainiert. Gegenstände und Obstsorten benennen – wenn dies nicht möglich ist, wird der Gegenstand, das Obst im Kreis gereicht, alle anderen Teilnehmer werden aufgefordert, mitzuraten, zu helfen, das richtige Wort zu finden.

Tab. 9.24 (Fortsetzung)

Erinnerungsarbeit – Gedächtnistraining	Gezielte Fragen zu den Obstsorten und Gegenständen auf dem Tisch: »Wie fühlt sich der Gegenstand, das Obst in Ihrer Hand an?« »Beschreiben Sie den Gegenstand, das Obst in Ihrer Hand »(z. B. glatt, weich, hart). »Wozu benötigt man z. B. den Mixstab, das Messer, was macht man damit?« »Was nehmen Sie wahr, was spüren und erkennen Sie?« (z. B. Farbe, Geruch, Gewicht usw.) »Was könnten Sie aus dem Obst alles machen? Welche Zutaten braucht man dazu?«
Aktivität – Handlungsablauf	Handlungsablauf wird kurz und prägnant beschrieben, danach dargeboten. D. h. z. B. die Banane wird geschält, danach bewusst und langsam geschnitten, kurze Erklärungen begleiten das Tun! Umgang mit Menschen mit dementieller Beeinträchtigung – während des Handlungsablaufs immer wieder den Handlungsauftrag, die Handhabung usw. erklären. Handlungsablauf: Obst in kleine Stücke schneiden, Milch und, je nach Belieben, Zucker oder Süßstoff mit dem Mixstab kurz mixen, anrichten. Jeder Teilnehmer kann Obst wählen, schneiden und danach mit Milch ein gesundes Mixgetränk herstellen. Selbstbestimmung wird bewusst gelebt, zelebriert! Vorlieben, Abneigungen werden angesprochen, besprochen.
Ausklang	Zubereitete Säfte werden dekoriert und gemeinsam und bewusst in Ruhe genossen! Die Eindrücke werden dabei beschrieben, z. B. Geschmack, Geruch usw.
Weiterführende Ideen	»Tast-Kim« mit Obst Obstsalat

Tab. 9.25 Doppeleinheit: Kräuter und Kräuteraufstrich

Aktivität	Beschäftigung mit Kräutern und Kräuteraufstrich herstellen
Ziele	Kräuter wahrnehmen, riechen, beschreiben, erkennen und benennen, Aktivierung und Motivierung der Teilnehmer, Gedächtnistraining, Erinnerungsarbeit, Training der Wortfindung und des Sprachschatzes, Förderung der verbalen Ausdrucksfähigkeit, Aktivierung, Biografiearbeit, Erinnerungsarbeit, Schreibfähigkeit und Bezug zu Geld aufrechterhalten, Förderung der Feinmotorik, Handgeschicklichkeit, der Auge-Hand-Koordination, Training der Alltagskompetenz: Schneiden, Rühren, Herstellen eines Aufstrichs, aktive Sinnesarbeit: Anregung des olkfaktorischen, gustatorischen, visuellen, taktilen Sinnes.
Erste Einheit	
Material	Kräuter (Petersilie, Basilikum, Schnittlauch, Salbei, Rosmarin u. v. m.), Erde, Schalen oder Blumentöpfe, Kressesamen, Holzscheiben, Schaschlikstäbchen, Lackstift, Rezeptkarten
Vorbereitung	Mitgebrachte Gegenstände werden in einer Holzkiste dargeboten – Neugierde für das neue Thema wecken, Holzscheiben und Lackshift werden bereitgelegt
Begrüßung	Gleichbleibendes Begrüßungsritual: Klangschale wird zu Beginn einmal kräftig angeschlagen, um die Teilnehmer auf die Stunde einzustimmen. Persönliche Begrüßung: Initialberührung, Blickkontakt, verbale Zuwendung
Einstimmung	Kalenderarbeit, Gesprächsrunde zum Thema Garten

Tab. 9.25 (Fortsetzung)

Erinnerungsarbeit – Gedächtnistraining	»Welche Kräuter kennen Sie?« »Welche Kräuter sind Ihre Lieblingskräuter?« »Welche Kräuter hatten Sie in Ihrem Garten, auf Ihrem Balkon?«
Aktivität – Handlungsablauf	Ein Topf wird aus der Kiste genommen, im Kreis gereicht. Blätter werden beschrieben. Sinnesarbeit: an den Kräutern riechen – olfaktorischen Sinn anregen – Woran erinnert Sie dieser Geruch? Blatt abreißen und zwischen den Fingern zerreiben – Geruch wird so noch intensiver. Kräuter schmecken und kosten. Kräuter benennen und Namen mit Lackstift auf die Holzscheibchen schreiben und dem jeweiligen Kräutertopf zuordnen Kresse in einer Schale ansäen
Ausklang	Hinweis auf die kommende Woche: »Wir machen einen Kräuteraufstrich« Einkaufszettel schreiben
Zweite Einheit	
Material	Kräuter (z. B. Schnittlauch, Petersilie), ¼ kg Quark, Gervais bzw. Frischkäse, 10 dag Butter, Salz, Pfeffer, Messer, Schneidbretter, Schüssel, Gebäck (verschiedene Sorten zur freien Auswahl der Teilnehmer), die in der Vorwoche angesäte Kresse
Vorbereitung	Wenn möglich, gemeinsam mit den Teilnehmern einkaufen gehen
Begrüßung	Gleichbleibendes Begrüßungsritual: Klangschale wird zu Beginn einmal kräftig angeschlagen, um die Teilnehmer auf die Stunde einzustimmen. Persönliche Begrüßung: Initialberührung, Blickkontakt, verbale Zuwendung
Einstimmung-Gedächtnistraining	Kalenderarbeit, das Thema der letzten Stunde noch einmal besprechen, Ablauf in Erinnerung rufen, Aktivitäten aufzählen
Aktivität – Handlungsablauf	Einkaufskorb mit allen Utensilien wird auf den Tisch gestellt. Rechnung wird dazu gelegt. Alle Lebensmittel werden einzeln aus dem Korb genommen, im Kreis gereicht, besprochen. Rechnung wird durchgerechnet, kontrolliert und in Schilling/Mark umgerechnet. Haushaltsutensilien werden bereitgelegt, ebenfalls im Kreis gereicht, besprochen. Kräuter schneiden, kosten, Geschmack beschreiben. Quark mit Butter, Gervais, Salz, Pfeffer und Kräutern verrühren – fertig. Teilnehmer können entscheiden, ob sie lieber ein Butterbrot mit Kresse oder Schnittlauch oder eines mit Aufstrich haben wollen. Teilnehmer suchen sich Gebäck aus und bereiten sich ihr Brot selbst zu (wenn nötig, Hilfestellung anbieten oder die Teilnehmer dazu animieren, sich gegenseitig zu unterstützen)
Ausklang	Gemeinsames Verkosten und Genießen der Brote – Geschmack beschreiben
Weiterführende Ideen	Namenskärtchen (Holzscheiben) für die Pflanzen im Garten herstellen Gemeinsame Pflege der Blumen, Sträucher und Kräuter im Garten Den Garten durch Kräuterbeete erweitern Statt des Kräuteraufstriches kann auch ein Gemüseaufstrich mit Karotten, Radieschen, Gurken etc. hergestellt werden.

Tab. 9.26 Äpfel schälen – Äpfel schneiden

Aktivität	Äpfel schälen, schneiden und essen
Ziele	Kraftdosierung der dominanten Hand, Auge-Hand-Koordination, Wiederholen ekannter Handlungsabläufe: Äpfel schälen und schneiden, Training der Alltagskompetenz, der Handgeschicklichkeit, Gedächtnistraining, Erinnerungsarbeit, Förderung der sozialen Kompetenz, der Sach-Kompetenz, der Ich-Kompetenz, Anregung des olfaktorischen, gustatorischen und taktilen Sinnes
Material	Äpfel verschiedener Sorten, Birnen, Kartoffelschäler, Messer, Schneidbrett, Teller, Servietten
Vorbereitung	Wenn möglich, gemeinsam mit den Bewohnern Äpfel einkaufen
Begrüßung	Gleichbleibendes Begrüßungsritual: Klangschale wird zu Beginn einmal kräftig angeschlagen, um die Teilnehmer auf die Stunde einzustimmen. Persönliche Begrüßung: Initialberührung, Blickkontakt, verbale Zuwendung
Einstimmung	Hinweis auf die am Tisch stehende Schale mit Äpfeln. Gesprächsrunde über den Herbst, die reifen Früchte, den Garten, die Gartenarbeit etc.
Erinnerungsarbeit – Gedächtnistraining	Gezielte Fragen zur Weiterführung der einleitenden Gesprächsrunde: »Welche Bäume hatten Sie im Garten?« »Was ist Ihr Lieblingsobst?« »Was kann man mit Äpfeln herstellen?« – Rezepte sammeln. »Welche Apfelspeisen essen Sie besonders gern?« »Welche Apfelsorten kennen Sie?«
Aktivität – Handlungsablauf	Handlungsablauf erklären: Darbietung nach Montessori! Schritt: Äpfel schälen: Wahlmöglichkeit für die Aktivität: Kartoffelschäler oder Messer. Schritt: Äpfel in Spalten schneiden – jeder Teilnehmer kann so viele Äpfel schälen und schneiden, wie er möchte. Schritt: Äpfel austeilen und essen. Schritt: Geschmack beschreiben.
Ausklang	Gesprächsrunde – Feedbackrunde Jeder Teilnehmer kann sich einen Apfel oder eine Birne mit aufs Zimmer nehmen
Weiterführende Ideen	Rezepte aufschreiben und in einer Mappe sammeln oder auf einer Infotafel anbringen Apfelmus machen

9

Tab. 9.27 Orangen schälen, schneiden, pressen

Aktivität	Orangensaft selber herstellen
Ziele	Gegenstände wahrnehmen, beschreiben, erkennen und benennen, Anregung des gustatorischen, taktilen und olfaktorischen Sinnes, Gedächtnistraining, Erinnerungsarbeit, Anregung der Wortfindung, der verbalen Ausdrucksfähigkeit und der Gehirnaktivität, Training der Handgeschicklichkeit, Feinmotorik, Kraftdosierung und damit Training der Alltagskompetenz, Stärkung der Ich-Kompetenz
Material	Orangen, Orangenpresse (elektrisch), Handpresse, Gläser, Servietten, Messer
Vorbereitung	Material herrichten, sauberen Arbeitsplatz zur Verfügung stellen
Begrüßung	Gleichbleibendes Begrüßungsritual: Klangschale wird zu Beginn einmal kräftig angeschlagen, um die Teilnehmer auf die Stunde einzustimmen. Persönliche Begrüßung: Initialberührung, Blickkontakt, verbale Zuwendung.
Einstimmung	Mitgebrachte Gegenstände und Orangen liegen ansprechend vorbereitet auf dem Tisch. Teilnehmer werden auf die heutige Aktivität »Orangen pressen« vorbereitet, (wenn nötig) wird die Sinnhaftigkeit dieser Tätigkeit (Herstellung von Orangensaft) erklärt.
Erinnerungsarbeit – Gedächtnistraining	Teilnehmer werden eingeladen, Orangen zu ertasten, zu »be-greifen«. Die Eindrücke werden beschrieben, die Wahrnehmung wird angeregt, die Wortfindung trainiert. Gegenstände zur Ausführung des Handlungsablaufs, z. B. Orangenpressen, werden im Kreis gereicht und die Tätigkeit dazu beschrieben. Frage: »Woran erinnert Sie die Orange in Ihrer Hand? Woran erinnert Sie der Geruch, der Geschmack?« »Wie fühlt sich der Gegenstand, die Orange in Ihrer Hand an?« – »Beschreiben Sie den Gegenstand, die Orange in Ihrer Hand.« (z. B. glatt, weich, hart). »Wozu benötigt man z. B. die Orangenpresse, das Messer?« »Was nehmen Sie wahr, was spüren und erkennen Sie?« (z. B. Farbe, Geruch, Gewicht usw.) »Was kann man mit einer Orange alles herstellen?« (z. B. Orangensaft, Orangenmarmelade, Weihnachtsschmuck usw.) »Welche Zutaten benötigen Sie für eine Orangenmarmelade?«
Aktivität – Handlungsablauf	Der Handlungsablauf wird kurz und prägnant beschrieben, danach dargeboten. D. h. Orange mit dem Messer teilen, danach eine Hälfte auf die Presse legen und mit beiden Händen (je nach Kraftdosierung und Handgeschicklichkeit) mit Druck die Orange auspressen. Bei geringer Handgeschicklichkeit elektrische Presse verwenden. Einige Orangen können in Spalten geschnitten und zur Verkostung im Kreis gereicht werden. Kurze Erklärungen begleiten das Tun. Bei Menschen mit dementieller Beeinträchtigung während des Handlungsablaufes immer wieder den Handlungsauftrag, die Handhabung kurz erklären. Wir-Bewusstsein anregen: Gegenseitig Hilfestellung anbieten, wenn Hilfe willkommen ist. Vorlieben, Abneigungen werden angesprochen, besprochen.
Ausklang	Zubereiteter Saft wird getrunken und der Geschmack beschrieben Nachbesprechung der Stunde, mündliche Wiederholung des Handlungsablaufes Abschiedsritual: Klangschale
Weiterführende Ideen	Orangen und Presse den Bewohnern in einem bestimmten Bereich zur Verfügung stellen. Bei Bewohnern mit dementieller Beeinträchtigung zu bestimmten Zeiten anbieten, da Betreuung notwendig, eventuell durch ehrenamtliche Mitarbeiter oder orientierte Bewohner.

9.3 Schwerpunkt Gedächtnistraining

Die folgenden Stundenbilder (Tab. 9.28, Tab. 9.29, Tab. 9.30, Tab. 9.31) fördern auf verschiedene Weisen das Gedächtnis.

Tab. 9.28 Reimwörter und Rätsel

Aktivität	Gedächtnistraining: Reimwörter und Rätsel
Ziele	Gedächtnistraining, Förderung der Wortfindung und des Sprachschatzes (Abruf und Wiedergabe, Artikulation, Ausdrucksmöglichkeiten, Verbalisierung), Ich-Bewusstsein stärken (»Ich spreche vor der Gruppe, bringe Ideen ein, ich kann mitarbeiten, ich habe Erfolg, ich halte Misserfolge aus« usw.), WIR-Bewusstsein stärken (»Wir helfen, unterstützen einander«).
Material	Kalender, Klangschale, Rätselbögen, Stifte, Papier, Reimwortkarten (groß geschrieben und foliert)
Vorbereitung	Material herrichten
Begrüßung	Gleichbleibendes Begrüßungsritual: Klangschale wird zu Beginn einmal kräftig angeschlagen, um die Teilnehmer auf die Stunde einzustimmen. Wer möchte, kann die Klangschale selbst anschlagen. Initialberührung, Blickkontakt, verbale Zuwendung = übliche Begrüßung!
Einstimmung	Kalenderarbeit: Tag, Datum, Monat, Jahr besprechen, Kalenderblatt abreißen. Sprechender Stein: »Was möchten Sie uns sagen, erzählen?« Stein nach dem Sprechen weitergeben. Hinweis auf das heutige Thema: Gedächtnistraining: Rätsel und Reimwörter.
Aktivität – Handlungsablauf	Rätsel: Rätselblätter (Zusatzmaterial von z. B. Prüfl): Karten vom Gummispannbrett. Da die Handhabung (Spannen des Gummis) teilweise zu schwer für die Teilnehmer ist bzw. auch einige Fragen zu schwierig sind, bei Bedarf gezielt Rätsel auswählen. Rätsel werden mehrmals laut vorgelesen. Es antwortet der, der die Antwort kennt oder eine Version gefunden hat. Hilfestellung teilweise notwendig. Für sehr aktive Bewohner kann das Gummispannbrett eingeführt werden. Rätsel so lange stellen, so lange Interesse vorhanden ist. Reimwörter: Reimwörter vorbereiten (groß und fett geschrieben). Reimwörter werden einzeln auf den Tisch gelegt. Aktive Teilnehmer und Demenzpatenten der Stufe eins können mögliche Reimwörter aufschreiben. Teilnehmer der Demenzstufe 2 nennen mögliche Reimwörter oder wählen zwischen Sprechen und Schreiben.
Ausklang	Nachbesprechung der Montessorieinheit. Abschluss: Klangschale, Hinweis auf die nächste Stunde – Einladung!
Weiterführende Ideen	Rätselnachmittage nach dem Mittagessen einführen. Weiterführend: Kreuzworträtsel, von einfach bis schwierig.

Tab. 9.29 Gedächtnistraining mit Alltagsmaterialien

Aktivität	Gedächtnistraining mit Alltagsmaterialien
Ziele	Gegenstände wahrnehmen, beschreiben, erkennen und benennen; Gedächtnistraining – Erinnerungsarbeit über Sinne und Systeme, Anregung des Muskelgedächtnisses, des Erinnerungsvermögens, Anregung der verbalen Ausdrucksfähigkeit, der Kommunikation, Wortfindungstraining
Material	Alltagsmaterialien, wie z. B. Lockenwickler, Schöpflöffel, Nagelbürste, Marmeladenglas, Vase, Badeschwamm etc. (pro Teilnehmer ca. vier bis sechs Gegenstände), Tastsack
Begrüßung	Gleichbleibendes Begrüßungsritual: Klangschale wird zu Beginn einmal kräftig angeschlagen, um die Teilnehmer auf die Stunde einzustimmen. Persönliche Begrüßung: Initialberührung, Blickkontakt, verbale Zuwendung.
Einstimmung	Kalenderarbeit und/oder Gesprächsrunde, sprechender Stein. Neugierde wird mittels des auf dem Tisch liegenden Tastsackes geweckt
Aktivität – Handlungsablauf	Teilnehmer werden eingeladen, in den Tastsack zu greifen und einen Gegenstand zu beschreiben. Gegenstand benennen – wenn dies nicht möglich ist, wird der Gegenstand im Kreis gereicht, alle anderen Teilnehmer werden aufgefordert, mitzuraten, zu helfen, das richtige Wort zu finden. Der Sack wird reihum gereicht, jeder Teilnehmer sollte mehrmals an die Reihe kommen. Jeder Gegenstand wird herumgereicht, seine Eigenschaft »be-griffen«, beschrieben. Gegenstände bewusst wahrnehmen. Alle Gegenstände in einer Reihe geordnet auf den Tisch legen. **Mögliche Fragen begleiten diese Aktivität:** »Wie fühlt sich der Gegenstand in Ihrer Hand an?« »Beschreiben Sie den Gegenstand in Ihrer Hand.« (z. B. glatt, weich, hart). »Was kann man mit dem Gegenstand machen, wozu kann man ihn verwenden?« **Variationen, je nach den kognitiven Fähigkeiten der Teilnehmer:** Mit einem Teil der Alltagsmaterialien oder dem gesamten Inhalt kann ein interessantes, lustbetontes Training der Merkfähigkeit veranstaltet werden: Alle Gegenstände liegen am Tisch, Teilnehmer sollen versuchen, sich alle Gegenstände einzuprägen. Während die Teilnehmer die Augen geschlossen haben, wird jeweils ein Gegenstand entfernt – diesen gilt es zu erraten. Alle Gegenstände liegen am Tisch. Teilnehmer schließen die Augen, zwei Gegenstände tauschen den Platz. Wenn die Augen wieder geöffnet sind, sollen die Gegenstände entdeckt, wenn möglich benannt werden, die den Platz getauscht haben. Das Spiel »Wir packen unseren Koffer und packen ... z. B. die Bürste ein«, kann man sehr gut mit aktiven Senioren spielen. Da das Material zuerst begriffen wurde, ist dieses Spiel meist einfach umzusetzen und mit viel Spaß verbunden. Weiters besteht die Möglichkeit, eine Geschichte zu erfinden. Ein Teilnehmer nimmt einen Gegenstand und beginnt eine Geschichte zu erzählen, in der dieser Gegenstand vorkommt. Der nächste Teilnehmer nimmt einen Gegenstand seiner Wahl und erzählt die Geschichte weiter usw.
Ausklang	Alle Gegenstände werden einzeln aufgehoben, nochmals benannt und in den Sack gegeben.
Weiterführende Ideen	Für diese Art des Gedächtnistrainings eignen sich die unterschiedlichsten Materialien und Themenschwerpunkte, z. B. Bauernhof, Werkstatt, Küche, Badezimmer, Kleidung u. v. m.

Tab. 9.30 Wald

Aktivität	verschiedene Übungen zum Thema »Wald«
Ziele	Training der Kommunikationsfähigkeit (Wortfindung, Sprachschatz, Satzbildung), Training der kognitiven Fähigkeiten (Gedächtnistraining, Erinnerungsarbeit), Anregung der Sinne und der Wahrnehmung (Gegenstände berühren, erkennen, benennen), Erlebnisse, Eindrücke, die durch das Naturmaterial ins Bewusstsein kommen, erzählen, beschreiben etc., Konzentration, Ausdauer, Sozial-Kompetenz: warten können, helfen, unterstützen, Rücksicht nehmen u. v. m.
Material	Moos, Farn, kleine Bäume (z. B. Silbertanne, Fichte), Kastanie, Nuss, Eichel, Äste, Zapfen (Föhre, Fichte), Efeu usw., Papier, Filzstift, Tastsack
Vorbereitung	Naturmaterialien sammeln, bestimmen, Schreibutensilien und Papier bereitstellen
Begrüßung	Jeden Teilnehmer mit Händedruck, Blickkontakt und verbaler Zuwendung begrüßen. Worte, wie »Ich freue mich, dass Sie an der Montessoristunde teilnehmen« den neuen Gruppenmitgliedern entgegenbringen. Eine Anregung für alle ankommenden Teilnehmer: »Wenn Sie möchten, können Sie gerne auch die anderen Teilnehmer begrüßen, sich ihnen vorstellen.« Ich stelle mich den Teilnehmern vor, halte dabei einen Zapfen in der Hand, gebe diesen nach meiner Vorstellung an einen Teilnehmer weiter, lade ihn ein, den Zapfen zu nehmen, sich vorzustellen. Frage dabei nach der Familie, dem Beruf, den Kindern. »Wir lernen uns kennen. «
Einstimmung	Zum Thema passt z. B. eine persönliche Erzählung von einem Wochenendausflug, ein Gedicht. Zusätzlich stimmt ein schöner Holzteller, geschmückt mit Naturmaterialien, auf das Thema ein.
Erinnerungsarbeit – Gedächtnistraining	Jeder Gegenstand wird vorgestellt, im Kreis gereicht, gespürt, berührt, daran gerochen, benannt, seine Eigenschaften beschrieben usw. Naturmaterialien werden geordnet, einem Wort zugeordnet, z. B. Eichenblätter und Eicheln dem Wort Eiche zugeordnet, Nuss: Nüsse, Nussbaum, Kastanie: Kastanienblätter, Früchte, Fichte: Ast, Zapfen, Föhre: Ast, Zapfen, Moos, Farn, Efeu usw. Während des Betrachtens, Berührens, des Anregens der Sinne gezielt Fragen stellen: »Was haben Sie bei Ihrem letzten Waldspaziergang gesehen, erlebt, gerochen?« »Wer war mit dabei – Mann, Frau, Kinder?« »Wie heißen Ihr Mann, Ihre Frau, Ihre Kinder oder Enkelkinder?« Gedächtnistraining passiert während des TUNS: Berührungen und damit die Anregung der Sinne lösen meist Erinnerungen aus. Naturmaterialien, die berührt werden, können meist schnell benannt werden: Angreifen = Begreifen
Aktivität – Handlungsablauf	Naturmaterialien werden Wortkarten zugeordnet und dabei nochmals beschrieben und benannt. Training der Merkfähigkeit: vorher erarbeitete Namen, Wörter erkennen, den Materialien zuordnen, z. B. die Wortkarte »Fichte« dem Fichtenast und dem Zapfen zuordnen. **Tast-Memory:** Naturmaterialien werden in einen Tastsack gelegt (für jeden Teilnehmer ein Gegenstand) Teilnehmer ertasten ein Material, schließen die Augen, befühlen mit geschlossenen Augen ihren aus dem Sack gezogenen Gegenstand, beschreiben und benennen ihn. Wer möchte, kann die Augen offen lassen, den Gegenstand nehmen, betrachten, benennen. Wenn notwendig, Hilfestellung anbieten, oder die anderen Teilnehmer um Hilfe und Unterstützung bitten.

Tab. 9.30 (Fortsetzung)

Ausklang	Wer möchte, wird von der Klangschale in eine »Klangwolke« eingehüllt. Klangschale wird neben dem Kopf angeschlagen, über dem Kopf in langsamen Bewegungen von einem Ohr zum anderen Ohr geführt. Wenn der Teilnehmer nichts mehr wahrnimmt, gibt er ein Signal, die Klangschale wird weitergereicht. Teilnehmer können ihren Gegenstand, den sie aus dem Tastsack gezogen haben, mitnehmen. Stein wird im Kreis gereicht, Feedbackrunde – persönliche Verabschiedung – Ende.
Weiterführende Ideen	Naturmaterial-Memory herstellen Bäume im Garten benennen Blätter suchen und benennen, Wortkarten oder Waldkartei herstellen

Tab. 9.31 Alltagsgegenstände von früher

Aktivität	Gedächtnistraining, Erinnerungsarbeit
Ziele	Gegenstände wahrnehmen, beschreiben, erkennen und benennen. Gedächtnistraining, Erinnerungsarbeit, Training der Wortfindung und des Sprachschatzes, Förderung der verbalen Ausdrucksfähigkeit, Aktivierung und Motivation der Teilnehmer, Biografiearbeit
Material	Alte Alltagsgegenstände, z. B. Zeitungshalter, Schmalztopf, Milchkanne, Kaffeemühle, Kindergartentasche, Wecker, Sieb, Waschrumpel, Messbecher, Bügeleisen etc.
Vorbereitung	Mitgebrachte Gegenstände werden in einem alten Koffer verstaut. Der Koffer wird auf den Tisch gelegt – damit wird die Neugierde der Teilnehmer geweckt.
Begrüßung	Gleichbleibendes Begrüßungsritual: Klangschale wird zu Beginn einmal kräftig angeschlagen, um die Teilnehmer auf die Stunde einzustimmen. Persönliche Begrüßung: Initialberührung, Blickkontakt, verbale Zuwendung.
Einstimmung	Kalenderarbeit: Datum, Monat, Jahr und Jahreszeit kurz besprechen, auf das der Jahreszeit entsprechende Bild hinweisen. Sprechender Stein: Was möchten Sie uns heute erzählen? usw. (bitte beachten: bei Demenzstufe 1 möglich, ab der zweiten Stufe teilweise möglich, ab der dritten Stufe nicht mehr einsetzbar)
Erinnerungsarbeit – Gedächtnistraining	Teilnehmer werden eingeladen, einen Gegenstand nach dem anderen aus dem Koffer zu nehmen. Gegenstand wird betrachtet, während er im Kreis gereicht wird, wird der Gegenstand beschrieben. Die speziellen Eigenschaften des jeweiligen Gegenstandes werden verbalisiert, z. B. Gewicht, Material, Größe, Oberflächenbeschaffenheit usw. werden so genau wie möglich beschrieben. Fragen begleiten das Tun, z. B.: »Woran erinnert Sie die Milchkanne, der Teppichklopfer usw.?« »Was kann man mit einer Milchkanne machen? Wozu verwendet man diese?« »Was gibt man in eine Milchkanne hinein?« Durch das Ertasten, Spüren und Berühren werden Reize an das Gehirn gesendet, das Muskelgedächtnis angeregt, Erinnerungen, die im Gehirn gespeichert sind, abgerufen. Der Teilnehmer wandelt die Erinnerung in Sprache um, so wie es seiner momentanen Ausdrucksmöglichkeit entspricht. Dabei werden Wortfindung und Kommunikation trainiert, die verbale Ausdrucksfähigkeit, die Satzbildung, das Muskelgedächtnis, die Sinne und Wahrnehmung angeregt etc.

Tab. 9.31 (Fortsetzung)

Ausklang	Zusammenfassung der Einheit: gemeinsam Stundenablauf wiederholen, verbalisieren Klangschale und übliche Begrüßung als Abschiedsritual (Initialberührung, Blickkontakt und emotionale Zuwendung)
Weiterführende Ideen	Wortkarten schreiben, diese den Gegenständen zuordnen

9.4 Montessorieinheiten Garten

Anregungen für Montessori-Stunden mit dem Thema Garten geben Tab. 9.32 und Tab. 9.33.

Tab. 9.32 Ein Garten für alle Sinne – Teil 1: Sträucher und Bäume

Aktivität	Gartengestaltung Teil 1: Sträucher und Bäume pflanzen
Ziele	Gartengestaltung in aktiver Angehörigen- und Bewohnerarbeit. Der Garten soll den Bewohnern der Jahreszeit entsprechend immer wieder Abwechslung bieten. Das bedeutet, für die Bewohner sollte immer etwas zu pflücken, zu essen, zu riechen usw. vorhanden sein. Früchte zum Spüren, Berühren und Schmecken. Anregung aller Sinne, z. B. Anregung des gustatorischen, olfaktorischen, visuellen und taktilen Sinnes. Ein Garten für alle Sinne als Aktivierung, Anregung und Motivation. Bewohner übernehmen Verantwortung für unseren gestalteten Garten, für die Pflege der Pflanzen. Mit den Früchten, Kräutern usw. Marmelade, Kräuteressig, Obstkuchen, Brotaufstriche u. v. m. herstellen.
Material	Zehn Blumentöpfe, Erde (sechs Säcke à 40 Liter), zehn Pflanzen: zweimal Johannisbeere, zweimal Himbeere, zweimal Kletterbrombeere, ein Weinstock, zweimal Stachelbeere, Gartenhandschuhe, Zwergbäume: Apfel, Birne, Kirsche, Hängeweichsel, ...
Vorbereitung	Einladung an Angehörige und Bewohner »Wir gestalten unseren Garten« – Angabe von Ort, Zeit und Treffpunkt! Erde, Töpfe, Pflanzen usw. werden im Garten vorbereitet. **Hinweise:** Wenn die Möglichkeit besteht, den Garten umzustechen, ist es empfehlenswert, alle Pflanzen, Kräuter usw. dort einzusetzen. Empfehlenswert für alle Rollstuhlfahrer: Hochbeete und Zwergbäume (in fast allen Gärtnereibetrieben erhältlich), Beete in Augenhöhe (Hochbeete) der Bewohner sind ideal zum Beobachten, zum Spüren, Berühren, zum Arbeiten und Gestalten.
Begrüßung	Bewohner und Angehörige werden begrüßt. Die notwendigen Arbeiten werden auf Angehörige und Bewohner aufgeteilt. Pflanzen werden gemeinsam benannt, Wortkarten geschrieben, den Pflanzen zugeordnet. Arbeitseinteilung nach Freiwilligkeit der Teilnehmer wird erstellt.
Einstimmung	Im gemeinsamen Gespräch wird herausgefunden, was man mit welcher Frucht herstellen kann. Erinnerungsarbeit mit den Bewohnern und den Besuchern. Welche Bäume, Sträucher hatten Sie in Ihrem Garten? Was haben Sie mit den Früchten, dem Obst hergestellt?
Aktivität – Handlungsablauf	Grundeinteilung: Jeder Gast pflanzt mit ein bis zwei Bewohnern einen Strauch, eine Pflanze ein. Handlungsauftrag: Eintopfen und gießen, an den vorher bestimmten Platz stellen
Ausklang	Allen Teilnehmern wird für ihre Teilnahme gedankt. Teilnehmer werden eingeladen, am nächsten Gartentag wieder mitzumachen.

Tab. 9.33 Ein Garten für alle Sinne – Teil 2: Gemüsebeete

Aktivität	Gemüsebeete anlegen
Ziele	siehe Gartengestaltung Teil 1
Material	Erde, Gemüsepflanzen (z. B. Tomaten, Gurken, Zucchini, Kürbis, Paprika, Pfefferoni etc.), eventuell auch Samen, Gießkannen, Wasser
Vorbereitung	Erde, Pflanzen, Samen besorgen, Angehörige und Bewohner einladen
Begrüßung	Bewohner und Angehörige werden begrüßt. Der Schwerpunkt der Stunde vermittelt: »Ein Gemüsebeet entsteht«
Einstimmung	Im gemeinsamen Gespräch wird auf die Jahreszeit, den Frühling, eingegangen: Tätigkeiten, die dem Frühling zugeordnet sind, werden besprochen, insbesondere das Säen und Pflanzen. Teilnehmer anregen, von ihrem Garten, ihren Lieblingspflanzen, der Gartenarbeit etc. zu erzählen
Aktivität – Handlungsablauf	Pflanzen werden besprochen, benannt, Wortkarten geschrieben Arbeit wird aufgeteilt: Je ein Gast pflanzt gemeinsam mit ein bis zwei Bewohnern mehrere Gemüsepflanzen ein bzw. legt ein Beet mit Samen an Pflanzbehälter werden mit Erde gefüllt (auch Blumenkisten oder Töpfe sind möglich) Gemüsepflanzen werden mit den Teilnehmern eingepflanzt und gegossen, Samen ausgesät
Ausklang	Andere Bewohner werden eingeladen, das Werk zu bestaunen. Fotos werden gemacht und auf der Aktivitätentafel angebracht
Weiterführende Ideen	Gartendienst einteilen Bei aktiven Gruppen Fotodokumentation anregen Gartenfest mit Angehörigen veranstalten, wenn die Gartenaktion abgeschlossen ist

9.5 Montessorieinheiten Reiseberichte

Andere Länder zu besuchen, ist für die meisten Bewohner nicht mehr möglich. Durch Reiseberichte kann mittels Bildern, Eindrücken, Erlebnissen und mitgebrachten Gegenständen Abwechslung in den Alltag gebracht werden. So kann ein Wochenende in den Bergen, ein Tag am Meer, ein Urlaub am Bauernhof u. v. m. als Möglichkeit einer aktiven Stundengestaltung genützt werden. Reisen können so für die Bewohner in alle Länder der Welt stattfinden, Material dazu findet man auch im Internet – wichtig ist nur der Bezug des Betreuers zum vorgestellten Urlaubsziel, d.h. man sollte nur Städte/ Länder/Regionen auswählen, die man selbst schon einmal besucht hat (Tab. 9.34, Tab. 9.35).

Tab. 9.34 Costa Rica

Aktivität	Reisebericht
Ziele	Anregung der Kommunikation, der Ausdrucksmöglichkeiten, Wortfindung, Auffrischung des Sprachschatzes, Gedächtnistraining – Erinnerungsarbeit, Interesse für andere Länder fördern, Abwechslung
Material	Fotomaterial, Postkarten, Mitbringsel aus Costa Rica, Plan und Reiseroute, Musik des Landes, Essen des Landes (Bohnen und Reis), bunte Federn vertiefend: Puzzle »Weltkarte«, Urlaubskiste anlegen
Vorbereitung	Auf Reisen, Ausflügen Anschauungsmaterial sammeln, Fotos aussuchen
Begrüßung	Gleichbleibendes Begrüßungsritual: Klangschale wird zu Beginn einmal kräftig angeschlagen, um die Teilnehmer auf die Stunde einzustimmen. Persönliche Begrüßung: Initialberührung, Blickkontakt, verbale Zuwendung
Einstimmung	Kalenderarbeit: Tag, Datum, Monat, Jahr besprechen, Kalenderblatt abreißen. Hinweis auf das heutige Thema: Costa Rica Reisebericht
Erinnerungsarbeit – Gedächtnistraining	Ich habe meinen Urlaub in Costa Rica verbracht, wo haben Sie Ihren Urlaub verbracht? Wer war mit Ihnen auf Urlaub? (Namen aufzählen usw.) Was war Ihr schönstes Urlaubserlebnis? Was hat Sie beeindruckt? Lustigstes Urlaubserlebnis? Schlimmstes Urlaubserlebnis? Welche Speisen haben Ihnen im Urlaub besonders gut geschmeckt? Welche Speisen weniger?
Aktivität – Handlungsablauf	Gemeinsames Betrachten von: Postkarten: »Was sehen Sie darauf?« (Beschreiben) Landkarte (Reiseroute erklären) Fotos am Computer (Eindrücke vermitteln, mit Fotos auf Reisen gehen) Wir suchen Costa Rica am Globus (Bezug herstellen – Wo leben wir, wo befindet sich Costa Rica, welche Länder grenzen an dieses Land, …?) Die Schätze dieses Landes: Costa Rica – das Wasser! Reiseführer, Naturführer (für interessierte Teilnehmer zum Lesen, Nachschlagen, Informieren bereithalten) Mitbringsel aus Costa Rica (z. B. Muschel, Stein usw.), Gegenstände werden im Kreis gereicht, gespürt, berührt, besprochen, die Wahrnehmung angeregt, gleichzeitig die Wortfindung und der Sprachschatz gefördert Die Aktivität wird mit Worten begleitet, es werden Meinungen ausgetauscht, Fragen beantwortet, Eindrücke besprochen und so die Förderung des Wir-Bewusstseins angeregt.
Ausklang	Costa Rica, das Land der Vögel: Vogelführer wird betrachtet, danach werden bunte Federn nach Farben sortiert. Jeder Teilnehmer kann sich eine Feder in seiner Lieblingsfarbe aussuchen und mitnehmen. Musik hören, dabei Weltkarte puzzeln Anregung: Zur nächsten Stunde einige Urlaubsfotos mitbringen, den anderen zeigen! Gespräche und Austausch anregen.
Weiterführende Ideen	Wir kochen die Nationalspeise Costa Ricas: Reis und Bohnen

Tab. 9.35 Alt Aussee

Aktivität	Reisebericht: »Wir erleben Österreich – das Ausseerland
Ziele	Erinnerungsarbeit, Training der Wortfindung, der verbalen Ausdrucksfähigkeit, Anregung des gustatorischen, olfaktorischen, taktilen und auditiven Sinnes
Material	Prospektmaterial aus Alt Aussee, Fotos, Unterlagen, Waldkiste (Moos, Ast, Blätter, …), »See in der Flasche«: Wasser und Steine aus dem Alt Ausseersee in der Flasche, Lebkuchen aus Alt Aussee, Musik aus Alt Aussee
Vorbereitung	Urlaubsmappe anlegen mit Fotos, Wanderplänen etc., Material ausdrucken und zusammenstellen
Begrüßung	Teilnehmer werden begrüßt. Der Schwerpunkt der Stunde vermittelt: »Wir machen einen Ausflug ins Ausseerland«
Einstimmung	Im gemeinsamen Gespräch wird auf die Jahreszeit eingegangen, z. B. Hinweis auf das Narzissenfest in Alt Aussee, das im Frühling stattfindet. Es folgt die eigene Erzählung des Kurzurlaubes in Alt Aussee: Wetter, Aktivitäten, Essen, Eindrücke und Erlebnisse.
Aktivität – Handlungsablauf	Alt Ausseer-Mappe und Fotos werden aufgelegt, betrachtet, beschrieben und benannt. Waldschachtel wird herumgereicht, jeder Gegenstand, wie z. B. Stein, Moos, Ast, wird berührt, beschrieben: Geruch, Beschaffenheit, Assoziation, z. B.: Was löst der Geruch aus? Woran erinnert Sie der Geruch? usw. Die Aktivierung des Erinnerungsvermögens und das Erzählen von Urlaubserlebnissen und -eindrücken stehen im Mittelpunkt der Stunde. Gezielte Fragen an die Bewohner: »Wo waren Sie in Österreich auf Urlaub?« »Waren Sie im Ausseerland, im Salzburgerland?« »Was haben Sie auf Ihrer Reise erlebt?« »Was haben Sie im Urlaub unternommen?« »Wer hat Sie bei Ihrem Urlaub begleitet?« »Welche regionalen Speisen haben Sie gegessen?« »Welche Spezialitäten dieser Region kennen Sie?«
Ausklang	Gemeinsames Essen des mitgebrachten Lebkuchens, dabei kurze Erinnerungsarbeit: »Woran erinnert Sie der Geruch von Lebkuchen? Welche Gewürze nehmen Sie wahr?« Dazu wird Musik aus dem Ausseerland gehört.
Weiterführende Ideen	Bildwand »Alt Aussee« gestalten Urlaubsmappe wird den Bewohnern zum Betrachten zur Verfügung gestellt Fotoschau am Laptop Rätselstunde »Alt Aussee« Geschichten aus dem Ausseerland – Literaturnachmittag zum Thema passend »G'sungen und g'spielt« – Singnachmittag »Lieder aus dem Ausseerland«

Tab. 9.36 Städtereise Krakau

Aktivität	Reisebericht
Ziele	Erinnerungsarbeit, Training der Wortfindung, der verbalen Ausdrucksfähigkeit, Anregung der Sinne (gustatorisch, olfaktorisch, taktil, auditiv), Training der Merkfähigkeit, der Aufnahmefähigkeit, Gedächtnistraining u. v. m.
Material	Postkarten aus Krakau, Bildband über Krakau, Geschichte über Krakau, Angebote im Krakau-Museum, Kostprobe »Wavel« aus einer bekannten Schokoladenfabrik in Krakau, Stadtplan, Fotos usw.
Vorbereitung	Material sammeln, Fotos auswählen, Stadtmappe »Krakau« anlegen (zum weiteren Betrachten, Vertiefen des Themas)
Begrüßung	Gleichbleibendes Begrüßungsritual: Klangschale wird zu Beginn einmal kräftig angeschlagen, um die Teilnehmer auf die Stunde einzustimmen. Persönliche Begrüßung: Initialberührung, Blickkontakt, verbale Zuwendung.
Einstimmung	Kalenderarbeit, Ankündigung des Themas »Krakau«. Es folgt die eigene Erzählung des Krakaubesuches: Wetter, Aktivitäten, Museum, Sehenswürdigkeiten, Essen, Eindrücke und Erlebnisse.
Aktivität – Handlungsablauf	Der Bildband »Krakau« und die Postkarten werden betrachtet, Wissenswertes wird dabei vermittelt. Auf Fragen der Teilnehmer wird eingegangen. Gezielte Fragen an die Teilnehmer: »Waren Sie schon einmal in Polen/Krakau? Was haben Sie dort unternommen, erlebt?« »Welche Städte haben Sie besucht?« »Welche Stadt ist Ihre Lieblingsstadt?« »Welche Lieblingsplätze haben Sie in z. B. Wien?« »Was gefällt Ihnen an Wien?« »Gibt es besondere Erlebnisse von einer Städtereise, die Sie uns erzählen möchten?« »Wer hat Sie dabei begleitet?« »Welche regionalen Speisen haben Sie gegessen?« »Welches Museum haben Sie besucht?« »Welche Sehenswürdigkeiten haben Sie sich angesehen?«
Ausklang	Als Abschluss der Stunde folgt gemeinsames Essen der mitgebrachten Spezialität Schokolade »Wavel«, dabei kurze Erinnerungsarbeit anregen: Woran erinnert Sie der Geruch der Schokolade? Haben Sie eine Lieblingsschokolade? Dabei wird Musik aus Polen gehört. Eventuell können auch polnische Rezepte aufgezählt und gesammelt werden.
Weiterführende Ideen	Bildwand »Krakau« gestalten Urlaubsmappe wird den Bewohnern zum Betrachten zur Verfügung gestellt Rätselstunde »Krakau«

9.6 Montessori- und Motogeragogikeinheit

Eine Montessorieinheit, die Motogeragogikelemente einschließt, zeigt Tab. 9.37.

Tab. 9.37 Montessori- und Motogeragogikeinheit

Aktivität	Montessori und Motogeragogik zum Thema »Herbstblätter«
Ziele	Gedächtnistraining, Wortfindung, ganzheitliche Aktivierung, Bewegung
Material	Herbstblätter, Namensschilder der Blätter, Bestimmungsbuch, Musik, Mandalas zum Ausmalen, Mandala-Buch
Vorbereitung	Raum, Bereich wählen. Material bereitstellen. Gruppenteilnehmer holen oder zu einer Gruppe am Tisch setzen. Achten Sie auf Demenzstufen bei der Aufgabenstellung und der Zusammenstellung der Gruppen.
Begrüßung, Einstimmung	Klangschale im Kreis reichen, Bewohner einstimmen, ankommen lassen, willkommen heißen Herbstblätter werden im Kreis gereicht, Bewohner werden eingeladen Blätter zu befühlen, ihre Wahrnehmung zu beschreiben. Aufforderung, Blätter mit allen Sinnen wahrzunehmen: riechen, fühlen, beschreiben (Farbe, Struktur, Größe, Form – wenn möglich, dem Baum zuordnen)
Erinnerungsarbeit – Gedächtnistraining	Gezielte Memory-Fragen: Woran erinnert Sie das Herbstblatt, der Geruch, die Farbe? Erzählen Sie uns von Ihren Erinnerungen, Erlebnissen, wenn Sie es möchten. Können Sie sich an einen Waldspaziergang erinnern? Wo sind Sie spazieren gegangen? Wer war mit dabei? Wann war das? Welches Jahr, welche Jahreszeit? Können Sie sich an einen Geruch, ein Geräusch im Wald erinnern, an besondere Eindrücke, Erlebnisse usw.?
Motogeragogik-Einstimmung	Gymnastik mit Blättern – ganzheitliche Aktivierung
Hauptteilphase A: Montessori	Kognitiver Schwerpunkt: Blätter bestimmen: im Bestimmungsbuch suchen, den richtigen Bäumen zuordnen Namenskarten den Blättern zuordnen
Hauptteilphase B: Motogeragogik	z. B.: Bewegungsspiele mit Herbstmaterialien, Blättertanz einhändig oder beidhändig (Kreis- oder Sitztänze), Sitzgymnastik mit Blättern
Ausklang, Entspannung	Ein Herbstmandala mit Blattmotiven in ruhiger Atmosphäre ausmalen. Dazu Entspannungsmusik hören. Phantasiereise »Ein Waldspaziergang« zur Entspannungsmusik mit Blät terrascheln u. v. m.. Mit den Herbstblättern ein Mandala legen (Beschreibung siehe unten). **Mandalas legen** Jeder Teilnehmer kann sich aus mehreren Körben, die mit Naturmaterial gefüllt sind, einige Materialien aussuchen und in einen kleinen Korb legen. Nachdem ein Gegenstand die Mitte bestimmt (am Tisch, am Boden), legt jeder Teilnehmer seine Gegenstände, Materialien hinzu. Bei klar orientierten Personen ein Teilnehmer nach dem anderen, bei Menschen mit dementieller Beeinträchtigung kann jeder hinzulegen, wenn er an der Reihe ist, oder alle gemeinsam (je nach Demenzstufe). Ein Teilnehmer liegt am Boden oder sitzt im Rollstuhl und wird von den anderen Teilnehmern mit Blättern belegt.

9.7 Vorschläge für Montessoriübungen im Alltag

Oft braucht es keine vorbereitete Einheit, auch das selbstständige Durchführen kleinerer und größerer Alltagstätigkeiten ist als Montessoriübung zu verstehen und erzielt ähnliche Wirkungen, wie z. B.

- Tische putzen als Montessoriübung einführen, Fenster putzen wäre genauso möglich. Putzeimer mit Utensilien für alle Leute, die gerne putzen möchten, anbieten, damit sie ihr Bedürfnis, Alltagstätigkeiten zu verrichten, leben können.
- Tägliches Tische decken durch die Bewohner einführen.
- Tägliches Servietten falten durch die Bewohner einführen.
- Kehren: Tische kehren, Boden kehren.

Interessant wäre es für einige mobile Damen und Herren, mindestens einmal pro Woche zu kochen, entweder ein Mittagessen oder Abendessen gemeinsam zuzubereiten, oder eine gesunde Mahlzeit für die Station herzustellen. Dazu wäre es auch schön, den Einkauf selbst zu erledigen, damit die Menschen den Umgang mit Geld nicht verlernen, den Kontakt zur Außenwelt aufrecht erhalten und gefordert sind.

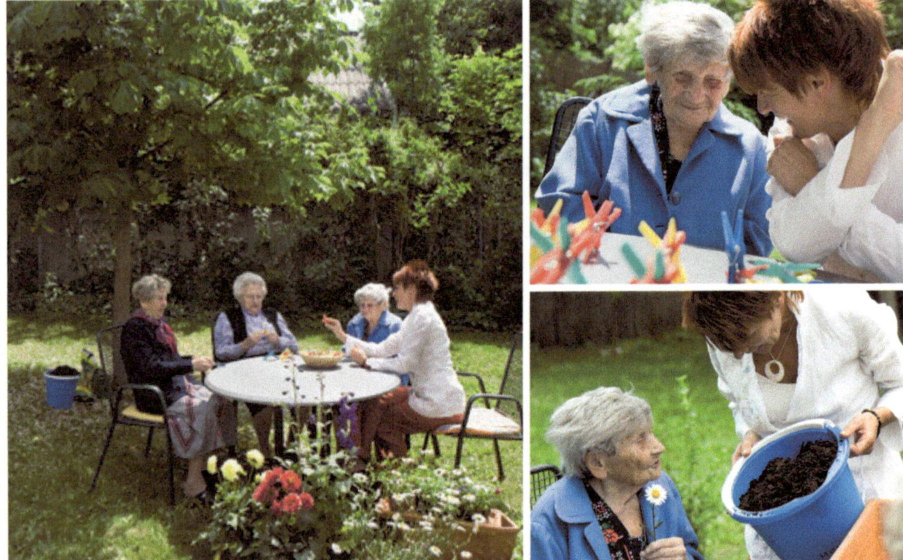

9.8 Übungen des täglichen Lebens

Die im folgenden Teil vorgestellten Montessoriübungen (Tab. 9.38) sind nur ein kleiner Teil von vielen wunderbaren Übungen, die Maria Montessori entwickelt hat. Ihre Übungen und Materialien haben eine so hohe Qualität, dass sie nicht nur in der Arbeit mit Kindern eingesetzt werden können, sondern auch für alte Menschen im Seniorenbereich nutzbar sind.

Versuchen Sie, einige Übungen des täglichen Lebens nicht nur als Einheiten anzubieten, sondern auch in den Alltag der Station zu integrieren, sodass sie nicht mehr als Übungen wahrgenommen werden. Neben den positiven Fördereffekten, wie dem Training der Feinmotorik

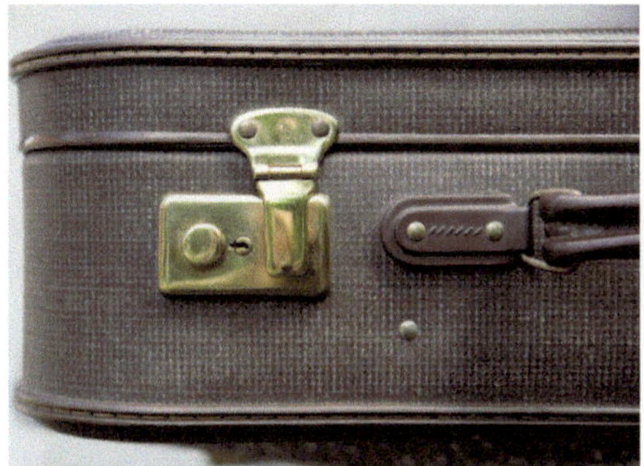

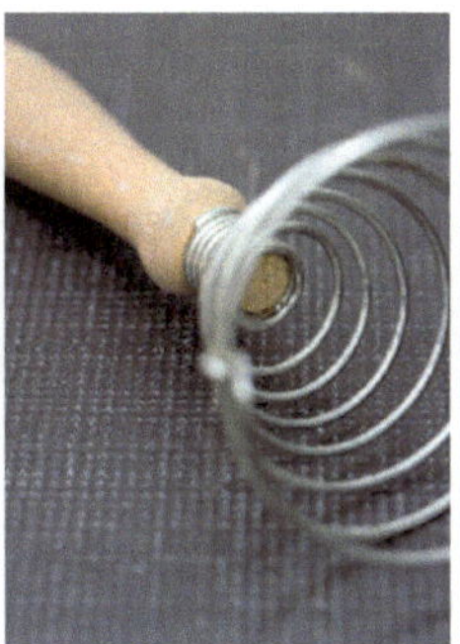

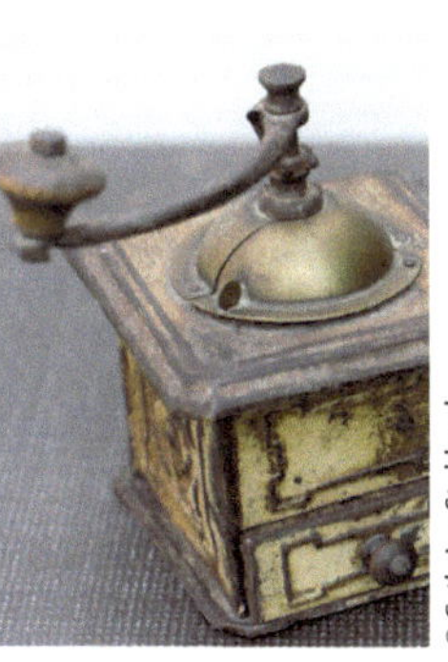

Tab. 9.38 Übungen des täglichen Lebens

Orangen pressen	**Material:** Orangen und händische und/oder elektrische Orangenpresse, Gläser, Geschirrtuch, Messer
	Ziele: Förderung der Augen-Hand-Koordination, Handgeschicklichkeit, Kraftdosierung der dominanten Hand, gustatorischen, taktilen und olfaktorischen Systeme
Nüsse knacken	**Material:** Verschiedene Nusssorten, Nussknacker, zwei Schalen
	Ziele: Förderung der Kraftdosierung der dominanten Hand, Handgeschicklichkeit der dominanten Hand und Förderung des beidhändigen Arbeitens, taktilen, visuellen und gustatorischen Systeme
Kaffee mahlen	**Material:** Kaffeebohnen, Kaffeemühle, eventuell auch elektrische Mühle, Kaffeemaschine, Milch, Zucker, Kekse, Tasse, Geschirrtuch, Servietten, Löffel, kleine Schüssel, Tablett
	Ziele: Förderung der Sinne und der Wahrnehmung Handgeschicklichkeit des Langzeitgedächtnisses (gewohnte Tätigkeiten wiederholen – durch Gerüche, Düfte bekannte Tätigkeiten, Erinnerungen abrufen = Gehirntraining), Anregung aller Sinne
Sandwanne	**Material:** Sand, Wanne, Muscheln, Kleinteile aus Glas, Rechen usw.
	Ziele: Förderung der Tiefensensibilität, Auge-Hand-Koordinaton, visuellen und taktilen Systeme, Phantasie und Kreativität, Entspannungstechnik.
Hirsewanne	**Material:** Hirse, Wanne, Murmeln in allen Größen und Farben, verschieden große Gefäße und Löffel, Trichter, Flaschen usw.
	Ziele: Förderung der Tiefensensibilität, Fingerfertigkeit, Handgeschicklichkeit, auditiven, visuellen und taktilen Systeme, Fähigkeit, das Gefühl für Mengen zu bewahren, Entspannungstechnik

Tab. 9.38 (Fortsetzung)

Blumenpflege	**Material:** Verschieden große Vasen, Gläser, Krüge, Schnittblumen, Gartenschere, Blumendraht, Wasserkrug, Tablett, Gartenhandschuhe
	Ziele: Förderung der Handgeschicklichkeit, Auge-Hand-Koordination (einhändiges und beidhändiges Arbeiten), visuellen, olfaktorischen und taktilen Systeme, kreativen Fähigkeiten, Gedächtnisleistung – Abrufen von gewohnten Tätigkeiten, Bewahrung der Lebensfreude, Anregung der Sinne
Tee zubereiten	**Material:** Verschiedene Teesorten, Teesieb, Tassen, Zucker, Honig, Thermoskanne
	Ziele: Förderung der Systeme und Sinnesebenen, sozialen Kontakte und Funktionen (andere bewirten, Gast bzw. Gastgeber sein), Kommunikation, Gedächtnisleistung (= Gedächtnistraining), Entspannungstechnik
Hände waschen	**Material:** Zwei Wannen, Krug mit lauwarmem Wasser, Handtuch, Seifen in unterschiedlichen (Duft-)Sorten, Cremes, Bürsten, Massageutensilien, Eimer
	Ziele: Förderung der Tiefensensibilität, Auge-Hand-Koordination Gedächtnisleistung (bekannte Tätigkeiten, Handlungsabläufe abrufen), Durchblutung der Hände, Entspannungstechnik
Silber putzen	**Material:** Silbergegenstände (Kerzenleuchter, Löffel, Vasen etc.), Putzmittel, weiche Tücher
	Ziele: Förderung der Handgeschicklichkeit (einhändiges und beidhändiges Arbeiten), visuellen und taktilen Systeme, Gedächtnisleistung – Abrufen von gewohnten Tätigkeiten
Kehren	**Material:** Besen, Schaufel, Papierreste, Bohnen, Konfetti, Tablett
	Ziele: Förderung der Auge-Hand-Koordination, Handgeschicklichkeit (einhändiges und beidhändiges Arbeiten) Gedächtnisleistung (Training beider Gehirnhälften), Arbeit in der Körpermittellinie
Arbeit mit Murmeln	**Material:** Murmeln in allen Größen, Weinkiste, Badewannenauflage, Pinzette, Erbsen, Bohnen, Seifenunterlage aus Plastik usw.
	Ziele: Förderung der Sensibilität der Feinmotorik (Pinzettengriff – Übung zur Bewahrung der Stifthaltung, Schreibfähigkeit, Selbstständigkeit beim Essen und damit der Ich-Kompetenz), Auge-Hand-Koordination, Kreativität und Gestaltungsfreude, Lebensfreude, Erinnerungsarbeit (Murmeln – Kindheitserinnerungen)
Löffelübungen	**Material:** Schüsseln, Löffel und Gläser in unterschiedlichen Größen, Schöpflöffel, Tassen, Tabletts
	Ziele: Förderung der Auge-Hand-Koordination, Sensibilisierung der Feinmotorik, Ich-Kompetenz (Selbstständigkeit beim Essen bewahren), Mengeneinschätzung, Einschätzung von Gewichtsunterschieden
Schuhe putzen	**Material:** Schuhe, Schuhcreme, Bürsten, Zeitungspapier, Tücher
	Ziele: Förderung der Auge-Hand-Koordination, Sensibilisierung der Feinmotorik und Fingerfertigkeit, Kraftdosierung, Gedächtnisleistung (gewohnte Tätigkeiten und Handlungsabläufe wiederholen), positiven Selbstwahrnehmung (Aufgaben übernehmen, »etwas Nützliches tun«), Selbstständigkeit

und der Kraftdosierung, entsteht bei den Bewohnern das Gefühl, etwas Sinnvolles tun zu können, etwas zu leisten und auch im Alter noch eine Aufgabe zu haben.

Blumen schneiden ist z. B. eine Übung des täglichen Lebens, die im Wochenablauf sehr einfach umgesetzt werden kann, z.B. kann man montags mit den Bewohnern die Station mit mitgebrachten Gräsern, Blättern, Blumen von einem Wochenendausflug oder aus dem Garten schmücken. So entsteht ein Ritual, ein Fixpunkt, und aus einer Übung wird eine reale Situation.

■ Weitere Übungen

Eine Vielzahl weiterer Montessoriübungen und Materialien steht uns für unsere Arbeit im Alten-/Pflegebereich zur Verfügung. Wir sollten diesen Schatz nützen. Eine geringe Veränderung kann die Lebensqualität vieler Menschen verbessern.

Einige Beispiele sind: Geschirr abwaschen, Wäsche aufhängen, Schrauben, Schlösser und Schlüssel, Knöpfe annähen, Einsatzzylinder, Sägen und Leimen, Montessori-Rahmen, Knöpfe, Maschen, Druckknöpfe, Ösen usw.Obstreibe.

Arbeitsmaterialien

Lore Wehner, Ylva Schwinghammer

Die Original-Version dieses Kapitels wurde korrigiert.
Ein Erratum finden Sie unter DOI 10.1007/978-3-662-49799-9_11

L. Wehner, Y. Schwinghammer, *Sensorische Aktivierung*,
DOI 10.1007/978-3-662-49799-9_10,

10.1 Bedürfnisse

Bedürfnisse zu erkennen, darauf einzugehen, zu reagieren und danach zu handeln bedeutet, den Menschen anzunehmen. Bedürfnisse ernst zu nehmen bedeutet, den Menschen bewusst zu begegnen.

Auf Bedürfnisse eingehen bedeutet, dass die Lebensqualität der Bewohner erhalten bleibt.

Eines der wichtigsten Bedürfnisse des Menschen ist das Bedürfnis nach **emotionaler Zuwendung**. Dieses Bedürfnis sollte vor unseren meist gut gemeinten »Pflegehandlungen« und unserer »Essensanimation« stehen.

Bedürfnisse können die unterschiedlichsten Bereiche ansprechen. Setzen Sie sich mit Ihren eigenen Bedürfnissen, Wünschen auseinander. Die Liste der Bedürfnisse ist sehr groß und kann vom Bedürfnis nach emotionaler Zuwendung bis zum Bedürfnis z. B. nach einer Zigarette, nach einem Stück Schokolade etc. reichen.

> **Werden Bedürfnisse erfüllt, beugt man Depression und dem Verlust der Ich-Kompetenz vor, der Selbstwert bleibt erhalten!**

Eine genaue Biografiearbeit ist der erste Schritt für das Ausarbeiten des Bedürfnisbogens.

Alle Wünsche und Bedürfnisse zu erfüllen, ist meist unrealistisch.

Menschen reagieren auf »Bedürfniserfüllung« mit Zufriedenheit, Ausgeglichenheit und Ruhe.

Füllen Sie, bevor Sie mit der Ermittlung von Bedürfnissen beginnen, diesen Bogen für sich selbst aus. Erforschen Sie Ihre eigenen Bedürfnisse, Wünsche. Was könnte für Sie im Alter wichtig sein? Welche Bedürfnisse, Wünsche wären Ihnen wichtig, sollten Sie auch im Alter leben können?

Die Verbesserung der Lebensqualität in Alten-, Pflegeheimen und Demenzstationen beginnt bei uns selbst!

Ein achtsamer, behutsamer Umgang ist Voraussetzung, um Zeichen zu erkennen und darauf reagieren zu können.

Bei der Erfüllung von Bedürfnissen, Wünschen beziehen Sie bewusst die Angehörigen mit ein.

Verantwortung übertragen – nicht alles abnehmen!

Die Worte »wir bezahlen dafür« nehmen den Angehörigen die Verantwortung für ihre Familienmitglieder nicht ab!

Eine aktive, bewusste Angehörigenarbeit ist maßgebend, um die Lebensqualität im Alter zu erhalten.

Angehörigennachmittage, Workshops und Vorträge zu diesem Thema, aber auch zu anderen Themen, sind empfehlenswert.

Aktive Angehörigenarbeit beginnt beim Erstgespräch, bei einer gut ausgearbeiteten Infomappe mit dem beigefügten »Bedürfnisbogen«.

10.2 Biografiearbeit

Genaue **Biografiearbeit** stellt eine Grundvoraussetzung in der Arbeit mit Senioren, alten, kranken, depressiven und vor allem dementen Menschen mit dementieller Beeinträchtigung dar. Die jeweilige Lebensgeschichte prägt das Verhalten eines Menschen und beeinflusst, mehr oder weniger stark, seine Psyche und soziale Kompetenz und damit seine ganze Persönlichkeit.

Arbeitsmaterialien aus dem Buch Wehner/Schwinghammer Sensorische Aktivierung 2. Auflage		
Arbeitsblatt 1	Bedürfnisbogen	Seite 1

Lebensqualität und emotionale Bedürfnisse

Bedürfnis	**Geäusserte, erkennbare Bedürfnisse**	**Handlungen, Reaktionen, Möglichkeiten**
Berührung Hautkontakt (Massage, Streicheln, Hand halten etc.)		
Verbale Zuwendung Unterhaltung, Vorlesen, Gespräch etc.		
Zuhören Er/sie sucht einen aktiven oder passiven Zuhörer		
Bewegung Spazieren gehen, Turnen, Ausflüge etc.		
Weitere Bedürfnisse:		

Bei dementen Menschen mit dementieller Beeinträchtigung fällt auf, dass die Lebensgeschichte, dabei besonders die Jugend, die Kindheit, das Elternhaus, in der sprachlichen Ausdrucksfähigkeit und im psychischen Befinden eine große Rolle spielt.

Die Fragen »Wo sind Sie aufgewachsen?«, »Wie viele Geschwister haben Sie?«, »Wo war Ihr Platz in der Familie?« usw. sind wichtige Grundsteine einer wirkungsvollen, persönlichen Biografiearbeit. Auch besondere Ereignisse, Erlebnisse, Erfahrungen, Berührungen, Empfindungen positiver, aber auch negativer Art sind im Gehirn dauerhaft gespeichert. All diese Erinnerungen und Empfindungen erleben demente Menschen mit dementieller Beeinträchtigung im Hier und Jetzt wieder, was für Außenstehende, insbesondere Familienmitglieder, oft nicht nachvollziehbar ist. Für sie scheinen demente Menschen mit dementieller Beeinträchtigung in einer anderen Welt zu leben, ihre Worte und Themen werden als sinnentleert und unzusammenhängend wahrgenommen. Nehmen Sie diese Worte und Empfindungen als wahr und authentisch an, sie spiegeln das wider, was der Mensch gerade erlebt, was in ihm abläuft, was ihn beschäftigt, und sind meist ein Teil seiner Lebensgeschichte.

Es erleichtert die Arbeit und den Umgang mit Menschen jeder Altersgruppe, wenn wir uns Zeit für ihre Lebensgeschichte/Biografie nehmen.

Metaphorisch ausgedrückt trägt jeder Mensch einen Rucksack mit sich – gefüllt mit wunderschönen Erlebnissen, traurigen Ereignissen und einer großen Menge an Empfindungen und Gefühlen. Was und in welchem Zusammenhang etwas aus diesem Rucksack im Alter bei Demenz oder Depression zum Vorschein kommt, kann niemand vorher wissen oder voraussagen.

Biografiearbeit, die das sorgfältige Führen von Biografiebögen mit einschließt, wird so ein positiver Ansatz für eine **beziehungsvolle Pflege** im Umgang mit alten, kranken oder dementen Menschen.

Ein **Biografiebogen** ist ein immer wieder ergänzbares Objekt. Die Lebensgeschichte eines Menschen erfahren Sie, wenn der Mensch zu Ihnen Vertrauen aufgebaut hat, in Pflegesituationen, bei Validationsgesprächen, bei gemeinsamen Aktivitäten. Wenn Sie etwas erfahren, das Ihnen wichtig erscheint, tragen Sie dies bitte im Biografiebogen ein. Ständige Ergänzung, um Aktualität zu gewährleisten, ist wichtig!

Bitte beachten Sie: Ein Biografiebogen ist eine sehr persönliche Angelegenheit, deren Handhabung unter die berufliche Verschwiegenheitspflicht fällt. Geben Sie also nichts davon an Außenstehende weiter bzw., wenn dies doch nötig erscheint, nur nach Rücksprache mit der Familie und/oder dem Sachwalter. Besprechen Sie Auffälliges, oder das, was Ihnen wichtig erscheint, mit Ihrer Stationsleitung und Ihrem Team. Intimbiografien, wie man sehr persönliche Biografien bezeichnet, sollten nur mit Initialen oder einer Kennzahl versehen sein.

10.2.1 Erarbeitung der Biografie bei orientierten Bewohnern

- Üblicherweise sollte jeder Bewohner seinen Biografiebogen selbst ausfüllen und dabei nur das ausfüllen, was er möchte.
- Nicht immer ist dies möglich oder erwünscht.
- Es gilt das Prinzip der Freiwilligkeit!
- Sammeln Sie Fotos des Bewohners.
- Bitten Sie die Angehörigen, ein Fotoalbum anzulegen.

> Ein Biografiebogen ist ein immer wieder ergänzbares Objekt, vieles ergibt sich mit der Zeit, im Umgang mit den Menschen.

Biografiearbeit ist meist erst dann möglich, wenn der Mensch sich in seine neue Umgebung eingelebt und Vertrauen aufgebaut hat.

Empfehlenswert sind Biografiegespräche: Überlegen Sie sich Fragen und stellen Sie diese im Gespräch. Werden Sie zum aktiven Zuhörer, wiederholen Sie Gehörtes, fassen Sie dieses zusammen, speichern Sie Wichtiges und tragen Sie Information nach dem Biografiegespräch in den Biografiebogen ein.

10.2.2 Erarbeitung der Biografie bei dementen Bewohnern mit dementieller Beeinträchtigung

- Geben Sie den Angehörigen den Biografiebogen und ein genaues Informationsblatt zur Biografiearbeit mit, damit sie diesen Bogen in Ruhe zu Hause ausarbeiten können.
- Stehen Sie den Angehörigen für Fragen zur Verfügung.
- Stehen dafür keine Angehörigen zur Verfügung, ersuchen Sie den Sachwalter, diesen Bogen so gut wie möglich auszufüllen.
- Ergänzen Sie den Bogen immer wieder. Vieles werden Sie als Bezugsperson in den Pflegesituationen erfahren.

Sammeln Sie Fotos usw.

Bitten Sie die Angehörigen, ein Fotoalbum anzulegen.

Beispiele für einen Biografiebogen und einen dazugehörigen Evaluierungsbogen finden Sie in den Arbeitsblättern »Biografiebogen« und »Evaluierungsbogen«.

10.2.3 Persönlicher Umgang mit Biografiebögen

Es mag für Sie ungewöhnlich klingen, aber füllen Sie Ihren eigenen Biografiebogen **hier** und **jetzt** aus. Im Besitz aller geistigen Fähigkeiten.

Sie geben damit jenen Menschen, die Sie im Alter betreuen werden, ein ganz besonders wertvolles Werkzeug in die Hand.

Die eigene Lebensgeschichte kennt jeder von uns selbst am besten. Auch die offenen Punkte, die Erlebnisse, Ereignisse, Gefühle, die in unserem Rucksack liegen, sind uns meist bewusst. Vieles davon verdrängen wir aber, verschieben es auf später.

Betrachten Sie bewusst die Punkte, die Sie belasten, die Sie in Ihrem Rucksack ganz nach hinten geschoben haben. Können Sie etwas tun, um die belastenden Punkte zu verändern? Manchmal genügt ein Gespräch darüber, Veränderung ist möglich, und der Rucksack ist damit nicht mehr ganz so schwer.

Hinterlegen Sie den Biografiebogen bei einer vertrauten Person oder beim Notar, für den Fall, dass Sie einmal Pflege benötigen oder an Demenz erkranken.

Bewusstheit im Leben ist ein Geschenk für alle, die uns im Alter begleiten!

Arbeitsmaterialien aus dem Buch Wehner/Schwinghammer Sensorische Aktivierung 2. Auflage		
Arbeitsblatt 2	Biografiebogen	Seite 1

Biografie

von Herrn/Frau ______________________________

Eingezogen am: ______________________________

Foto 1

Foto 2

Foto 3

☎ Kontaktpersonen – Ansprechpartner:

Name	Telefonnummer(n)

Arbeitsmaterialien aus dem Buch Wehner/Schwinghammer Sensorische Aktivierung 2. Auflage		
Arbeitsblatt 2	**Biografiebogen**	**Seite 2**

Beispiel für ein Angehörigen-Infoblatt bei Einzug eines Bewohners

Liebe Angehörige,

wir ersuchen Sie, sich für das Ausfüllen des Biografiebogens Zeit zu nehmen. Dieser Bogen ist die Basis unserer Arbeit. Wenn wir die Gewohnheiten, Rituale, Vorlieben und Abneigungen, die Lebensgeschichte Ihrer Mutter, Ihres Vaters, Ihres Angehörigen kennen, können wir besser auf sie eingehen.

Für Ihre Mutter, Ihren Vater, Ihren Angehörigen ist der Kontakt zu Ihnen auch nach dem Einzug weiterhin von großer Bedeutung. Emotionale Zuwendung, Zeit und Aufmerksamkeit, ein Gespräch oder einfaches Zuhören sind besondere Geschenke, die Sie weitergeben können.

Wir informieren Sie gerne über unsere Familienecke, wo Begegnungen in angenehmer, familienähnlicher Atmosphäre möglich sind (Infoblatt im Eingangsbereich).

Weiters stehen Ihnen der Wintergarten, der Speisesaal, der Wohnbereich, der kleine Wintergarten auf der Westseite etc. für Ihre Besuche zur Verfügung.

Die Zusammenarbeit mit Ihnen als Angehörigem ist uns wichtig. Gerne stehen wir auch für Fragen zur Verfügung.

Sie sind herzlich eingeladen, uns mit Ihrer Zeit, Ihrer Hilfe zu unterstützen. So können Angehörige ihre Hobbys einbringen. So besteht z. B. für jemanden, der gerne liest, die Möglichkeit, „Lesenachmittage“ zu schenken, oder für jemanden, der ein Musikinstrument spielt oder gerne singt, jene, einen „Musik- bzw. Singnachmittag“ mitzugestalten. Auch kreative Beiträge sind erwünscht, wie z. B. Malen, Basteln, Kochen, Kekse backen u. v. m.

Bitte wenden Sie sich mit Ihren Angeboten und Vorschlägen zwecks gemeinsamer Absprache an die Stationsleitung.

Arbeitsmaterialien aus dem Buch Wehner/Schwinghammer Sensorische Aktivierung 2. Auflage		
Arbeitsblatt 2	**Biografiebogen**	**Seite 3**

1. Biografiebogen

Vorname(n): ______________________ Nachname: ______________________

Geburtsdatum und

Geburtsort: ______________________ Alter bei Einzug: ______________________

Muttersprache: ______________________ Fremdsprache(n) ______________________

Ausbildung und Beruf

Schulausbildung: ____

Lehre, Berufsausbildung: ____

Berufliche Tätigkeiten: ____

Familie

Eltern: ______________________ Geschwister: ______________________

Ehepartner: ______________________Kinder: ______________________

Enkelkinder: ____

Weitere wichtige Familienmitglieder ____

Wichtige Menschen im Leben: ____

Religion (und deren Bedeutung): ____

Besondere Interessen, Neigungen, Hobbys: ____

Gewohnte Rituale im Alltag: ____

Arbeitsmaterialien aus dem Buch Wehner/Schwinghammer Sensorische Aktivierung 2. Auflage		
Arbeitsblatt 2	**Biografiebogen**	**Seite 4**

2. Fragen zur Persönlichkeit

Ich-Kompetenz ist vorhanden (Selbstbewusstsein, Selbstvertrauen, Selbstbestimmung):

□ JA □ NEIN □ teilweise

Beschreibung des momentanen Zustandes:

____

____

____

____

Alltags- bzw. Sach-Kompetenz ist vorhanden (Alltagshandlungen, wie z. B. Waschen, Anziehen, Essen, werden selbstständig ausgeführt):

□ JA □ NEIN □ teilweise

Beschreibung des momentanen Zustandes (Wo ist Hilfestellung nötig?):

____

____

____

____

Sachkompetenz ist vorhanden (Kontakt zu Familienmitgliedern, Nachbarn etc.; kann Rücksicht nehmen, auf andere eingehen usw.):

□ JA □ NEIN □ teilweise

Beschreibung des momentanen Zustandes:

____

____

____

____

____

Arbeitsmaterialien aus dem Buch Wehner/Schwinghammer Sensorische Aktivierung 2. Auflage		
Arbeitsblatt 2	**Biografiebogen**	**Seite 5**

3. Fragen zur Krankengeschichte

Bisherige Krankengeschichte, Auffälligkeiten in den Bereichen Motorik, Vestibulärsystem (Gleichgewicht) und Sprache; psychische und körperliche Verfassung:

Krankengeschichte

Beschreibung des momentanen Zustandes:

____

____

____

____

Einnahme von Psychopharmaka □ JA □ NEIN

Welche?______________________________________

Andere Medikamente:__________________________

Demenzeinstufung: □ Stufe 1 □ Stufe 2 □ Stufe 3

Arbeitsmaterialien aus dem Buch Wehner/Schwinghammer Sensorische Aktivierung 2. Auflage		
Arbeitsblatt 2	**Biografiebogen**	**Seite 6**

4. Sprache – Verbale Ausdrucksmöglichkeiten

□ **Kommunikation 1**

Sehr gute verbale Ausdrucksmöglichkeiten, Gesprächsführung ist gegeben.

□ **Kommunikation 2**

Gespräche sind möglich, erste Auffälligkeiten, wie gestörte Gesprächsführung, sind erkennbar.

Beschreibung der Auffälligkeiten:

____
____
____

□ **Wortfindungsstörungen**

Erkennen und Benennen von Gegenständen teilweise oder gar nicht mehr möglich, Gesprächsführung sehr schwierig. Beschreibung der Störungen:

____
____
____

□ **Nonverbale Kommunikation**

Sätze bilden, Gegenstände benennen, beschreiben nicht mehr möglich. Keine Möglichkeit der Gesprächsführung gegeben. Zustandsbeschreibung:

____
____
____

Sonstige Ausdrucksmöglichkeiten verbaler und nonverbaler Art (Situationsbeschreibung, Beobachtungen); Anmerkungen:

____
____
____
____
____

Arbeitsmaterialien aus dem Buch Wehner/Schwinghammer Sensorische Aktivierung 2. Auflage		
Arbeitsblatt 2	**Biografiebogen**	**Seite 7**

5. Fragen zur Motorik

Feinmotorik – Handgeschicklichkeit

Öffnen von Knöpfen, Verschlüssen, selbstständiges Essen, Körperpflege etc. gegeben?

□ JA □ NEIN □ eingeschränkt

Anmerkungen, Beschreibung:

____

____

Grobmotorik

Gehen/Fortbewegung mit oder ohne Gehhilfe, Rollator, Rollstuhl möglich?

□ JA □ NEIN □ eingeschränkt benötigtes Hilfsmittel: ______________________________

Anmerkungen, Beschreibung:

____

____

Ist Sturzgefahr gegeben? □ JA □ NEIN

Hat es bereits Stürze gegeben? □ JA □ NEIN

Was waren die Folgen? ______________________________

Beschreiben Sie bitte die Sturzsituation(en):

____

____

____

Arbeitsmaterialien aus dem Buch Wehner/Schwinghammer Sensorische Aktivierung 2. Auflage		
Arbeitsblatt 2	**Biografiebogen**	**Seite 8**

Motorische Fähigkeiten im Alltag

Hausarbeit (Putzen, Geschirr waschen, Bügeln etc.), Reparaturen, künstlerische Tätigkeiten, Hobbys, Ausflüge, Einkäufe können noch selbstständig bewältigt werden.

□ JA □ NEIN □ eingeschränkt/teilweise

Anmerkungen, Beschreibung des momentanen Zustandes:

___

___

___

___

Arbeitsmaterialien aus dem Buch Wehner/Schwinghammer Sensorische Aktivierung 2. Auflage		
Arbeitsblatt 2	**Biografiebogen**	**Seite 9**

6. Fragen zur Person

Bevorzugte Kleidung, Lieblingskleidung	
Lieblingsfarbe(n)	
Lieblingsspeisen, -getränke	
Lieblingsmusik	
Lieblingsblumen	
Lieblingsduft, -seife o. Ä.	
Lieblingsort(e)	
Haustiere	
Hobbys	
Besondere Vorlieben, Abneigungen	
Gegenstände mit Bedeutung	
Ausgesprochene Wünsche, Erwartungen und Ängste die neue Situation betreffend	

Was sollten wir über die Lebensgeschichte wissen?

Partner, Kinder, Kindheit, Jugend, Partnerschaften, schöne, traurige, besondere Erlebnisse, Ereignisse, die prägend waren, von denen Ihr Angehöriger immer wieder spricht:

____

____

____

____

____

____

Arbeitsmaterialien aus dem Buch Wehner/Schwinghammer Sensorische Aktivierung 2. Auflage		
Arbeitsblatt 2	**Biografiebogen**	**Seite 10**

7. Fragen zur Emotionalität

Gefühle, Wünsche und Bedürfnisse können

□ verbal □ nonverbal □ gar nicht ausgedrückt werden.

Beschreiben Sie bitte Ihre Beobachtungen:

Der Bewohner reagiert auf gewisse Situationen oder Handlungen mit Aggression (wie z.B. Beißen, Schlagen, Kratzen), Rückzug und/oder Depression:

□ JA □ NEIN

Beschreiben Sie bitte entsprechende Situationen und Reaktionen:

Ihr Angehöriger wurde von Ihnen mit Offenheit und Ehrlichkeit auf den neuen Lebensbereich vorbereitet: □ JA □ NEIN

(Wenn dies nicht möglich war, ersuchen wir Sie, uns das mitzuteilen.)

Arbeitsmaterialien aus dem Buch Wehner/Schwinghammer Sensorische Aktivierung 2. Auflage		
Arbeitsblatt 2	**Biografiebogen**	**Seite 11**

Wie war das Verhalten Ihres Angehörigen in neuen Situationen im normalen Alltag?

(offen, zurückhaltend, ängstlich etc.)

Arbeitsmaterialien aus dem Buch Wehner/Schwinghammer Sensorische Aktivierung 2. Auflage		
Arbeitsblatt 2	**Biografiebogen**	**Seite 12**

8. Eingewöhnungsphase

Beobachtungen während der ersten sechs Monate in der neuen Umgebung:

1. Woche	
2. Woche	
3. – 4. Woche	
2. – 4. Monat	
4. – 6. Monat	

Dauer der Eingewöhnungsphase — Besonderheiten während der Eingewöhnungsphase:

Arbeitsmaterialien aus dem Buch Wehner/Schwinghammer Sensorische Aktivierung 2. Auflage		
Arbeitsblatt 3	**Evaluierungsbogen**	**Seite 1**

Evaluierungsbogen

Name: ______________________________ Alter: ______________

Beobachtungszeitraum	**Beginn:**		**Ende:**	

Art der Pflege/Betreuung: ______________________________

Fotos:

Foto 1	Foto 2	Foto 3

Arbeitsmaterialien aus dem Buch Wehner/Schwinghammer Sensorische Aktivierung 2. Auflage		
Arbeitsblatt 3	Evaluierungsbogen	Seite 2

Persönlichkeitsentwicklung **Datum:** ____________

Status zu Projektbeginn (siehe auch Biografiebogen):

Arbeitsmaterialien aus dem Buch Wehner/Schwinghammer Sensorische Aktivierung 2. Auflage		
Arbeitsblatt 3	Evaluierungsbogen	Seite 3

Förderbedarf in folgenden Bereichen festgestellt:

Monatliche Entwicklungsbeschreibung **Datum:** ________________

Krankheitsverlauf:

Arbeitsmaterialien aus dem Buch Wehner/Schwinghammer Sensorische Aktivierung 2. Auflage		
Arbeitsblatt 3	**Evaluierungsbogen**	**Seite 4**

Motorik:

Sprache:

Arbeitsmaterialien aus dem Buch Wehner/Schwinghammer Sensorische Aktivierung 2. Auflage		
Arbeitsblatt 3	**Evaluierungsbogen**	**Seite 5**

Emotionalität:

Arbeitsmaterialien aus dem Buch Wehner/Schwinghammer Sensorische Aktivierung 2. Auflage		
Arbeitsblatt 3	**Evaluierungsbogen**	**Seite 6**

Persönlichkeitentwicklung:

Projektende – Zusammenfassung

Datum: ____________________

Schlussbemerkungen, Anmerkungen

____

____

____

10.3 Dokumentation Aktivierung

Für die Dokumentation der Einzelaktivierung und der Gruppenaktivierung eignen sich eigens vorbereitete Vorlagen wie die beigefügten Formulare »Dokumentation Einzelaktivierung« und »Dokumentation Gruppenaktivierung«.

Arbeitsmaterialien aus dem Buch Wehner/Schwinghammer Sensorische Aktivierung 2. Auflage

Arbeitsblatt 4	**Dokumentaion Einzelaktivierung**	**Seite 1**

Dokumentation-Einzelaktivierung

Monat:__________ Woche:__________

Aktivierung am:	Methode:	Thema:	Reaktion/Befindlichkeit:	Ressourcen:

Biografische Informationen:

Arbeitsmaterialien aus dem Buch Wehner/Schwinghammer Sensorische Aktivierung 2. Auflage

Arbeitsblatt 5	**Dokumentaion Gruppenaktivierung**	**Seite 1**

Dokumentation-Gruppenaktivierung

Datum:____________________

Methode:____________________ Thema:____________________

TeilnehmerIn/Name:	Beobachtung:	Reaktionen:	Befindlichkeit:	Besonderheiten:

Arbeitsmaterialien aus dem Buch Wehner/Schwinghammer Sensorische Aktivierung 2. Auflage		
Arbeitsblatt 5	**Dokumentaion Gruppenaktivierung**	**Seite 2**

Dokumentation allgemein:

Allgemeine Reflexion/Gruppenleitung, Thema, Methode, Gruppenzusammenstellung, Anregungen, Verbesserungen, was ist zu beachten?

10.4 Planung einer Motogeragogik- oder Montessorieeinheit

Bei der Vorbereitung ist gute Planung wichtig. Die Vorlage »Stundenbild« hilft, alle wichtigen Phasen der Einheit genau zu planen.

Arbeitsmaterialien aus dem Buch Wehner/Schwinghammer Sensorische Aktivierung 2. Auflage		
Arbeitsblatt 6	**Vorlage Stundenbild**	**Seite 1**

Titel/Thema	
Methode	
Kurzbeschreibung	
Förderziele	
Materialien	
Hinweise zur Gruppen-zusammenstellung	
Eingangsphase	

Arbeitsmaterialien aus dem Buch Wehner/Schwinghammer Sensorische Aktivierung 2. Auflage		
Arbeitsblatt 6	**Vorlage Stundenbild**	**Seite 2**

Hauptteilphase	
Ausgangsphase	
Weiterführende Ideen	
Reflexion :	

10.5 Infoblatt für Senioren

10.5.1 Montessori für Senioren, »Gedächtnistraining mit allen Sinnen«

Montessori im Alltag bedeutet, bewusst zu leben, mit allen Sinnen wahrzunehmen, aktiv zu sein, in Bewegung zu bleiben, möglichst lange die »Übungen des täglichen Lebens«, wie Maria Montessori es nennt, selbst zu erledigen. Dazu gehört die Körperpflege, die Pflege der Wohnung, das Zubereiten des Frühstückskaffees, der Mahlzeiten, sich selbstständig an- und auszuziehen, Hobbys zu pflegen, einkaufen und spazieren zu gehen etc.

Was trainieren Sie bei den alltäglichen Übungen?

Sie trainieren Ihre Alltagskompetenz; sprich: Sie erhalten mit allen Tätigkeiten, die Sie selbst ausführen, Ihre Selbstständigkeit, Ihre Lebensqualität bis ins hohe Alter.

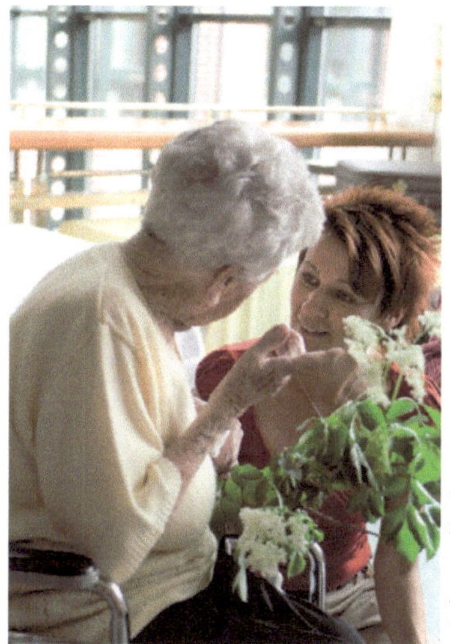

10.5.2 Tipps zur Erhaltung der Selbstständigkeit, der Lebensqualität

1. Halten Sie den Kontakt zu Ihrer Familie, zu Freunden aufrecht. Bleiben Sie in Beziehung zu vertrauten, bekannten Menschen.
2. Telefonieren Sie mindestens einmal pro Woche mit Menschen, die Ihnen wichtig sind, die zuhören können, mit denen Sie sich austauschen können. Kommunikation ist wichtig, das bewahrt Sie vor Vereinsamung und Depression.
3. Bleiben Sie in Bewegung, das bedeutet, machen Sie täglich Bewegung an der frischen Luft, z. B. einen Spaziergang, gehen Sie einkaufen, in den Park, besuchen Sie den Frisör, die Fußpflege – halten Sie an vertrauten Gewohnheiten fest.
4. Sollten Sie alleine keine Spaziergänge mehr unternehmen können, ersuchen Sie Ihre Familienmitglieder, Ihre Freunde, mit Ihnen Ausgänge zu machen.
5. Gibt es keine Familie, Freunde, dann gibt es die Möglichkeit, dass Sie sich einen Besuchsdienst organisieren. Austausch, Spaziergänge werden dadurch wieder möglich. Isolation in der Wohnung wird vermieden.

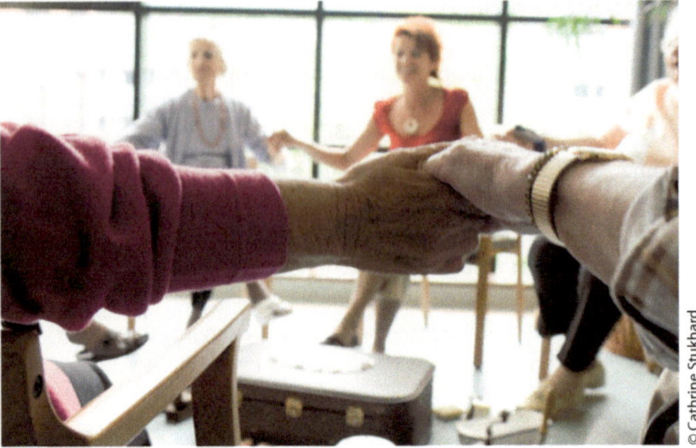
© Cathrine Stukhard

6. Besuchen Sie Seniorentreffen, Seniorencafés, ein Tageszentrum, wo Sie in angenehmer Atmosphäre vieles erleben können. Nehmen Sie sich Zeit für Gedächtnistraining, Entspannungsübungen, tun Sie sich etwas **Gutes**!

10.5.3 Gedächtnistraining im Alltag

- Gehen Sie jeden Tag zum Kalender, nehmen Sie das Datum, den Monat, das Jahr bewusst wahr, rufen Sie sich bewusst Ihre Alltagstätigkeiten in Erinnerung, z. B. Dienstag Blumen gießen, Mittwoch einkaufen gehen usw.
- Öffnen Sie den Kühlschrank, zählen Sie fünf bis zehn Produkte, die Sie im Kühlschrank lagern, auf. Betrachten Sie den offenen Kühlschrank einige Sekunden, dann schließen Sie die Kühlschranktüre, nehmen ein Blatt Papier und schreiben dann alle Produkte auf, die Sie sich gemerkt haben.
- Dieses Gedächtnistraining können Sie mit Ihrer Nähkiste machen, mit Ihrer Werkzeugkiste, mit Ihrem Schuhputzzeug, mit Ihrem Kleiderschrank usw. Auch gemeinsam mit Ihren Enkelkindern bringt dieses Training Spaß und Freude.
- Betrachten Sie alte Fotoalben, rufen Sie sich Erlebnisse und Ereignisse wieder ins Gedächtnis und erzählen Sie Ihren Kindern und Enkelkindern davon.
- Benennen Sie bei Spaziergängen die Blumen, Bäume, Gassen etc., die Sie unterwegs sehen.
- Lesen Sie jeden Tag eine Tageszeitung und fassen Sie danach zusammen, welche Inhalte, Textstellen Sie sich gemerkt haben.
- Wiederholen Sie, wenn Sie am Abend im Bett liegen, was Sie an diesem Tag unternommen, getan haben.

Arbeitsmaterialien aus dem Buch Wehner/Schwinghammer Sensorische Aktivierung 2. Auflage		
Arbeitsblatt 7	Sensorische Aktivierung, Kopiervorlage	Seite 1

Sensorische Aktivierung

Datum____________________ Stundenthema: ____

Materialien: ____

EINGANGSPHASE	HAUPTTEILPHASE	AUSGANGSPHASE

Tab. 10.1 Aufbau des Lehrgangs (Änderungen vorbehalten)

Modul	Seminartitel	Dauer
Modul 1	Montessori für Senior/innen 1 Montessori für Senior/innen 2	16 UE 16 UE
Modul 2	Musikalische Aktivierung/integratives Tanzen Klangschalenarbeit	8 UE 8 UE
Modul 3	Motogeragogik 1	16 UE
Modul 4	Ethik, Sexualität, Trauer- und Sterbebegleitung Motogeragogik 2	8 UE 16 UE
Modul 5	Validation	16 UE
Modul 6	Lebensraumgestaltung Beziehungsvolle Pflege und Aktivierung	8 UE 8 UE
Modul 7	Demenz: Angehörigenberatung, Förderung Gerontopsychologie	16 UE 8 UE
Modul 8	Kunsttherapeutische Förderung Sensorische Integration	16 UE
Modul 9	Gewaltfreie, sensible Kommunikation Recht Praxisvorbesprechung	8 UE 4 UE 4 UE
Modul 10	Praxis	40 UE
Modul 11	Rhythmik für Senior/innen usw.	16 UE
Modul 12	Projektpräsentation Prüfungsvorbereitung	8 UE 4 UE
Modul 13	Schriftliche Prüfung	6 UE
Modul 14	Mündliche Prüfung	4 UE

10.6 Lehrgang zum/zur Dipl. Aktivierungstrainer/in[1]

Der neue, zunächst in Graz, Laubegg (Steiermark) und Wien angebotene Lehrgang zum Sensorischen Aktivierungstrainer soll den steigenden Bedarf an qualitativ hochwertiger Förderung und Aktivierung von hochaltrigen Menschen mit demenzieller Beeinträchtigung sowie Senioren mit besonderen Bedürfnissen im Bereich der stationären und mobilen Betreuung abdecken und damit **neue Wege** in der Pflege eröffnen (Tab. 10.1). **Zielgruppen** sind Angehörige aller geragogischen und pädagogischen Berufsgruppen, z. B. Heim- und Pflegehelfer, Pädagogen, Seniorenbetreuer, Sozialbegleiter, Behindertenbetreuer, Angehörige des gehobenen Dienstes für GuKP, Therapeuten, Psychologen.

Weiterer Lehrgang: Lehrgang für ehrenamtliche Mitarbeiter/innen zum/zur Aktivierungsassistent/in

1 Aufbaumodule zum/zur Demenztrainer/in möglich; Aufbaumodule zum/zur Gesundheitstrainer/in für Senior/innen möglich

Weitere Informationen zu laufenden und geplanten Lehrgängen finden Sie unter: www.lorewehner.at

- **Institut Lore Wehner – Beratung und Entwicklung für Generationen**

Nähere Informationen zum Konzept »ESAP – Empathische, sensorische Aktivierung und Pflege«, zum Lehrgang zum/zur Dipl. Aktivierungstrainer/in sowie zu weiteren Vorträgen, Workshops, Seminaren und Lehrgängen rund um das Thema »Sensorische Aktivierung« finden Sie auf der Homepage www.lorewehner.at.

Gerne gestalten wir auf Anfrage individuelle Lehrgänge, Workshops, Seminare, Impulsreferate für Kongresse, sowie Lebensraum- und Gartenkonzepte in Österreich, Deutschland und der Schweiz.
Kontakt: info@lorewehner.at

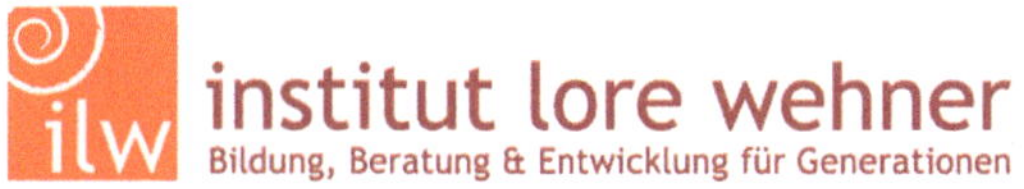

Berührt, gestreichelt und massiert werden,
das ist Nahrung für den alten Menschen.
Nahrung, die genauso wichtig ist
wie Mineralien, Vitamine und Proteine.
Nahrung, die Liebe ist.
Wenn ein alter Mensch sie entbehren muss,
will er lieber sterben.
Und nicht selten
stirbt er wirklich.
(Adaptiert nach Leboyer 2007)

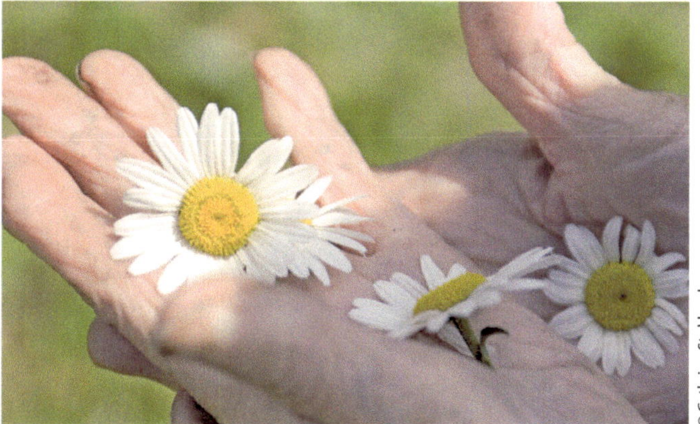
© Cathrine Stukhard

Literatur

Leboyer F (2007) Sanfte Hände. 24. Aufl. Kösel, München

Erratum

Erratum zu:

L. Wehner, Y. Schwinghammer, *Sensorische Aktivierung*

Kapitel 1 Einleitung

Kapitel 3 Sensorische Aktivierung im Pflegealltag

Kapitel 4 Exkurs Demenz

Kapitel 5 Montessori für Senioren

Kapitel 6 Implementierung des Schwerpunktes Montessori in Institutionen

Kapitel 7 Motogeragogik – Psychomotorische Aktivierung für Senioren

Kapitel 8 Inspiration Stundenbilder

Kapitel 9 Stundenbilder – Beispiele für Montessorieinheiten

Kapitel 10 Arbeitsmaterialien

In den Kapitel 1, 3, 4, 5, 6, 7, 8, 9 und 10 fehlten die Angaben zu den Urheberrechten der Fotos.

Die aktualisierte Originalversion der Kapitel kann hier abgerufen werden

DOI 10.1007/978-3-662-49799-9_1

DOI 10.1007/978-3-662-49799-9_3

DOI 10.1007/978-3-662-49799-9_4

DOI 10.1007/978-3-662-49799-9_5

DOI 10.1007/978-3-662-49799-9_6

DOI 10.1007/978-3-662-49799-9_7

DOI 10.1007/978-3-662-49799-9_8

DOI 10.1007/978-3-662-49799-9_9

DOI 10.1007/978-3-662-49799-9_10

L. Wehner, Y. Schwinghammer, *Sensorische Aktivierung*,
DOI 10.1007/978-3-662-49799-9_11,

Kapitel 1

Fotos Seite 5 – © Cathrine Stukhard

Kapitel 3

Fotos Seite 30 – © Cathrine Stukhard

Kapitel 4

Fotos Seite 39 – © Cathrine Stukhard

Kapitel 5

Fotos Seite 42 – © Cathrine Stukhard
Fotos Seite 45 – © Cathrine Stukhard
Foto Seite 49 – © Cathrine Stukhard
Foto Seite 50 – © Cathrine Stukhard

Kapitel 6

Foto Seite 59 – © Cathrine Stukhard
Foto Seite 65 – © Helmut Hinterleitner
Fotos Seite 67 oben – © Cathrine Stukhard
Fotos Seite 67 mitte – © Cathrine Stukhard
Foto Seite 67 unten links – © Lore Wehner
Foto Seite 67 unten rechts – © Cathrine Stukhard
Fotos Seite 71 – © Helmut Hinterleitner
Foto Seite 75 – © Cathrine Stukhard

Kapitel 7

Foto Seite 78 – © Cathrine Stukhard

Kapitel 8

Fotos Seite 90 oben – © Alexandra Troch
Foto Seite 90 mitte links – © Alexandra Troch
Foto Seite 90 mitte rechts – © Helmut Hinterleitner
Fotos Seite 90 unten – © Alexandra Troch

Kapitel 9

Fotos Seite 142 – © Cathrine Stukhard
Fotos Seite 143 – © Cathrine Stukhard

Kapitel 10

Foto Seite 175 – © Cathrine Stukhard
Foto Seite 176 – © Cathrine Stukhard
Foto Seite 179 – © Cathrine Stukhard

Anhang

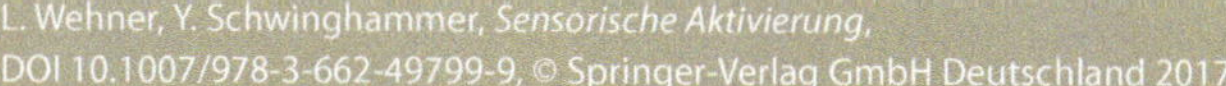

L. Wehner, Y. Schwinghammer, *Sensorische Aktivierung*,
DOI 10.1007/978-3-662-49799-9,

Weiterführende Literatur

Beudels W, Lensing-Conrady R, Beins H-J (2001) Das ist für mich ein Kinderspiel. Handbuch zur psychomotorischen Praxis. 8., verbesserte Aufl. Borgmann, Dortmund

Eisenburger M, Gstöttner E, Zak T (2008) In Bewegungsrunden aktivieren. Ideen und Anregungen aus der Psychomotorik. Vincentz, Hannover

Gatterer G, Croy A (2005) Leben mit Demenz. Praxisbezogener Ratgeber für Pflege und Betreuung. Springer, Wien

Hölzle C, Jansen I (2011) Ressourcenorientierte Biografiearbeit. Grundlagen – Zielgruppen – Kreative Methoden. Springer, Wiesbaden

Joppig W (2003) Gruppenarbeit mit Senioren. 5. Aufl. Eins, Troisdorf

Kerkhoff B, Halbach A (2002) Biografisches Arbeiten. Beispiele für die praktische Umsetzung. Vincentz, Hannover

Kiesling U (1999) Sensorische Integration im Dialog. Verstehen lernen und helfen, ins Gleichgewicht zu kommen. 2. Aufl. modernes lernen, Dortmund

Köckenberger H (2004) Bewegungsspiele mit Alltagsmaterial. Für Sportunterricht, psychomotorische Förderung, Bewegungs- und Wahrnehmungstherapie. 4. Aufl. Modernes Lernen, Dortmund

Leboyer, Frédérick (2007) Sanfte Hände. 24. Aufl. Kösel, München

Mamerow R (2003) Projekte mit alten Menschen. kreativ – praxisorientiert – finanzierbar. Urban und Fischer, München/Jena

Mechling H (Hrsg) (1998) Training im Alterssport. Sportliche Leistungsfähigkeit und Fitness im Alternsprozess. Hofmann, Schorndorf

Meier C, Richle J (2005) Sinn-voll und alltäglich. Materialiensammlung für Kinder mit Wahrnehmungsstörungen. 10., unveränderte Aufl. Modernes lernen, Dortmund

Mertens K (1997) Psychomotorische Aktivierungsprogramme für Alten- und Pflegeheime. Grundfragen der Akzeptanzgewinnung und der praktischen Anwendung. Modernes Lernen, Dortmund

Nelson D (1996) Die Kraft der heilsamen Berührung. Alte Menschen, Kranke und Sterbende liebevoll umsorgen. Aus dem Amerikanischen von Adelheid Ohlig. Kösel, München

Neysters P, Schmitt K-H (1993) Denn sie werden getröstet werden. Das Hausbuch zu Leid und Trauer, Sterben und Tod. Kösel, München

Specht-Tomann M (2012) Biografiearbeit in der Gesundheits-, Kranken- und Altenpflege. Springer, Berlin, Heidelberg

Specht-Tomann M, Tropper D (2000) Zeit des Abschieds. Sterbe- und Trauerbegleitung. 3., unveränderte Aufl. Patmos, Düsseldorf

Wancata J, Meise U, Marksteiner J (2003) Grauzone. Die Versorgung älterer psychisch Kranker. VIP, Innsbruck

Wehner L (2014) Empathische Trauerarbeit. Vielfalt der professionellen Trauerarbeit in der Praxis. Springer, Wien

Wehner L, Huto B (2011) Methoden- und Praxisbuch der Sensorischen Aktivierung. Springer, Wien

Bildnachweis

Angaben zu den Urheberrechten der Fotos sind direkt bei den Abbildungen platziert.

Leider war es der Autorin Lore Wehner nicht mehr möglich, von allen abgebildeten Personen die Zustimmung zur Veröffentlichung der Fotos einzuholen, da einige Teilnehmer und Teilnehmerinnen der Aktivierungseinheiten mittlerweile verstorben sind. Bei Fragen oder Anliegen zu den Fotos wenden Sie sich deshalb bitte an die Autorin Lore Wehner.